U0010416

OIL PULLING THERAPY: DETOXIFYING AND HEALING
THE BODY THROUGH ORAL CLEANSING

史上最簡單的治療方法

油漱療法

能有效清除口腔病菌與致命毒素

布魯斯‧菲佛〈Bruce Fife〉◎著
前高雄醫學院 口腔衛生學系院長
謝天渝 教授◎審定
德瑞森自然醫學中心
謝嚴谷◎編審

劉又菘◎譯

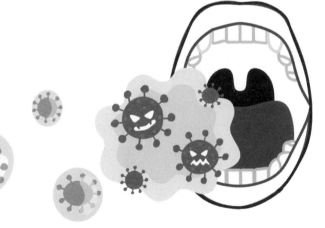

晨星出版

推薦序1

　　我正式從事醫療事業已有三十餘年了，從日本愛知學院大學的齒科講師到高雄醫學大學口腔外科教授，一直從事唇顎裂、口腔癌、口腔粘膜疾病的治療與預防，並積極推廣口腔整體醫學及自然醫學概念。我曾擔任過高雄醫學大學口腔醫學院院長、中華牙醫學會理事長、亞太公共衛生學術聯盟旗下的全球卓越口腔健康研究中心主任。

　　這些日子以來，也一直致力於口腔與全身健康關係的推廣，藉以提升全民對口腔的瞭解與重視，而達到口腔保健及身體健康。在這個過程中，我不斷地反思與研究齒科的重要性。在教育界穿梭多年，也只是為了教育未來的醫者，讓他們能領著我的經驗造福更多患者。我真摯地希望能以我所學，並結合執診經驗，傾心教育民眾正確的觀念。也希望能與其他同仁們一起努力研究更多有益於人類的成果。

　　首先，我想淺顯地灌輸讀者們一些觀念。其實每顆牙齒都有其特定的經絡，而口腔內也有著許多穴道，任督二脈和十二經絡皆匯集於口腔之中。因此，牙齒的健康與否皆攸關身體百態。但多數的現代人，卻不知道牙齒的重要性。直到身體開始發出警訊時，才驚覺為時已晚。若能讓讀者們及早重視牙齒保健，就能讓諸位遠離疾病的纏身。多年來，我以中醫的基底為核心，探究其中的奧妙之處。發現口腔疾病（如齲齒、牙齦發炎等）都是因五臟六腑病變而引起的。同樣地，口腔疾病也會影響五臟六腑的健康狀態。口腔也能藉由血液、淋巴、神經等系統與器官進行聯繫。「口」是身體的入口處，而神經與經絡匯集於此，等同於傳遞訊息的情報中心。更有研究報告指出，一

定比例的偏頭痛、三叉神經痛或全身性疾病皆是因口腔病灶而引起。因此，若能徹底了解口腔與全身的關係，就能改善身體的品質，進而達到維護健康的效果。

　　或許有人會懷疑這套理論的真偽，但我可以很明白地表示，這些理論可是傳承數百年的老中醫結晶啊！不僅如此，也有臨床病例可證明牙齒與身體間的關聯性。德國學者內科醫師傅爾（Voll）更結合現代解剖學與經絡臟腑理論，將牙齒（上下顎）分為六區，以對應身體的器官部位。以下提供歸納傅爾醫師論點的簡表：

牙齒 ＼ 對應處	對應經脈	病灶處
第一區 上下顎切齒	黑色腎經、膀胱經	生殖泌尿系統
第二區 上下顎犬齒	青色肝經、膽經	膽管或膽囊
第三區 上顎第一、第二小臼齒 下顎第一、第二大臼齒	白色肺經、大腸經	右側空腸 －盲腸憩室
第四區 上顎第一、第二大臼齒 下顎第一、第二小臼齒	黃色胃經、脾經	食道或胃憩室病灶區

第五區 第三大臼齒	紅色心經、小腸經	右側：十二指腸憩室 十二指腸潰瘍後遺症 左側：十二指腸與空腸 彎曲憩室
第六區 下顎臼齒後部		胃、關節、脊椎

　　此外，齒科疾病不只會釀成身體的危機，也會進而影響心理產生疾病（如憂鬱症等）。每一個牙齒病灶，都會刺激神經，進而產生情緒與精神生活的壓力。從這些理論與病例中，我們可以發現牙齒病灶、器官和組織的關係並非偶然，而是長久以來相互依存的。那我們該如何改善牙齒的健康呢？若僅靠牙科照顧和攝取營養是不夠的，這只能達到減少牙內的疾病，但我們真正該做的是「防止」牙科疾病的萌生。因此，在進行任何手術前，須先設想與其相關的器官，而不是一味地追求美化，加速殘害身體。

　　審訂此書時，發現本書所主張的理念與我相同，內心更是雀躍不已，這樣的好書又再次重新二版，想必又能造福許多的讀者了！書裡詳細地列舉牙齒與身體的關聯性，並搭配油漱療法的基本觀念與實作方法，引導讀者們先做好口腔的衛生保健，自然遠離疾病。再次叮嚀各位讀者，千萬別輕忽牙齒保健，齒科疾病的威力不容小覷啊！

前高醫口腔學院院長

推薦序2

醫療教育的核心理念

人體生理疼痛之最，莫過於生產與牙齒之痛，支配牙痛神經的是十二 對腦神經中最大的一對「三叉神經」，所謂牙痛不是病，痛起來要人命，正是如此。

然而，「痛」只是一個症狀、手段、目標，它是身體給予我們的一個訊息，目的在矯正我們的身體。主流醫學的症狀療法在於解除病痛，不可否認它的速效，但一味地解決症狀，而壓抑身體的自癒能力，對嗎？病人有二個字，凡醫用全力掌控「病」，而良醫耗其心在協助「人」；孰對？值得深思。

在醫療生涯中，我體會到症狀所在，絕非病源所在，人體是質能互變、相生相剋的，絕非一成不變。因此，我秉持「Holistic Dentistry」，以「人性」為出發，啟發人體自癒能力的自然醫學，結合光、電、聲、熱 、磁、力的「科技」，整合「傳統」口腔醫學，即所謂「生物能療式」（Biological Cure）。

口腔與身體息息相關

「病從口入」，農業社會時代皆因飲食污染，二十一世紀文明的腳步為了保留牙齒，卻不擇手段的創造了諸多不符合人體的材質（如汞、鎳、鋁、鋅、銀、樹脂……）來修復牙齒，殊不知表面上修復了牙齒 ，卻造成了全身的污染；當任何一種化學物質或重金屬加諸在我們身上，人體每天就必須耗費許多能量去對抗它，而且我們體內的

血液、免疫系統、內分泌系統、神經系統、電場、磁場、能場，是否受到了傷害，也都值得我們探討。而且，全身的經絡系統都會經過牙齒，每條經絡皆代表身體的某項生理系統，如神經、循環、消化、呼吸等，也反應出系統所屬的臟腑肝、心、脾、肺、腎的健康與否。所以，每顆牙齒與牙齦透過經絡，皆可反應相對應器官、系統的健康；當特定內臟器官產生問題時，經常是對應到牙齒上而產生症狀；同樣的，一顆汞銀充填的牙齒或毒素細菌汙染的牙齦，也會藉由經絡系統感染到相對應的內臟器官。一九七五年德國傅爾醫師（Dr.Voll R.）已推出皮膚穴檢（EAV），透過皮膚穴道電機能篩檢系統，可探測出全身的電場是否平衡，主要是測定所謂中醫的經絡系統的電位，並且發現遍佈全身的經絡系統，每條都有經過牙齒，可見口腔與全身是一體的，是息息相關的，也正是本人堅持的整體性牙醫學（Holistic Dentistry）。

口腔生態中的病源，會造成體內的病變

近三十年臨床醫療中不斷發現，感染的半埋伏智齒，常伴隨心血管疾病（因為智齒經絡對應心經）；更年期後或老年人、腎鈣化者，門牙區常犯有嚴重牙周炎（因門牙經絡對應腎膀胱與生殖系統）。往往身體內部的病源，症狀卻在口中產生；同樣地，口腔的病源也常造成體內病變的症狀；若能充分瞭解口腔的生態、口腔的微生物，掌控口腔與全身之間的信息，必然可以避免「病從口入」，甚至可做到「毒由口出」。

- 口腔生態有牙齒、黏膜、齦溝、唾液：

1. 牙齒（Teeth）：細菌（以口腔鏈球菌為主）常寄生在牙面的薄膜（acquired pellicle)，演變成特殊的生物膜（Biofilm），稱之為牙菌斑（dental plaque)，以口腔鏈球菌為主要牙菌斑的菌群。

2. 黏膜（Mucosa）：口腔中黏膜含角化的牙齦、硬顎，和非角化可動性的唇、頰和舌背黏膜，其中以革蘭氏陽性鏈球菌、輕鏈球菌、放射菌、真菌、病毒居多。而舌背是牙周炎相關細菌的群居地，也是口臭的發炎處。

3. 牙齦溝（Gingival sulcus)：齦溝正常約兩公釐，若患有嚴重牙周炎甚至深達十公釐，那麼這裡必是菌落種類和數量最多的部位，也是牙菌斑堆積的主要地方。牙齦溝底部是牙周組織唯一未角化的上皮，雖然可藉由它舒緩體內壓力，卻也是提供細菌入侵體內的管道。

• **口腔微生物：**

　　口腔內微生物群在正常的生理條件下，協助身體分解、消化，有益於人體健康，然而在異常環境下，口腔正常的菌群平衡遭受破壞將引發疾病。口腔內菌種約有七百多種，以菌體形態分為球菌、桿菌、絲狀菌和弧菌；以對氧的敏感性則可分為需氧性、兼性厭氧、專性厭氧和微需氧菌。口腔內的菌群有：鏈球菌、變形鏈球菌、肺炎球菌、大腸桿菌、變形桿等，而其中以厭氧菌居多。

• **唾液：**

　　唾液對於養生保健的功用，自古就受到重視與肯定，「活」字乃舌加舌旁之水（唾液），有它就有生命活力，歷代醫家養生家稱之為「瓊漿」、「金津」、「玉液」、「甘露」等美稱。口腔中有三對大唾液腺負責分泌唾液，其99％是水，有機物有：唾液澱粉酶、粘多

糖、黏蛋白、和溶菌酶，無機物有：鈉、鉀、鈣、氯和硫氰離子等，整體功能如下：

1. **潤滑口腔黏膜與齒面：** 可緩衝酸鹼反應，保護口腔黏膜和齒面免受傷害。
2. **消化作用：** 唾液主要生理功能是消化澱粉。
3. **抗菌作用：** 唾液中溶菌酶、乳過氧化物酶、乳鐵蛋白和免疫蛋白等具抵抗微生物感染的作用。
4. **清潔保護口腔：** 唾液含有碳酸鹽、磷酸鹽和蛋白質，對牙齒有保護清潔功用。
5. **檢測預防作用：** 可透過唾液檢測驗出癌、愛滋病信息。

　　然而，口腔唾液含有醣類、脂質、胺基酸、水分及少數無機物，非常適合厭氧性螺旋菌、弧菌、葡萄球菌、乳酸桿菌和鏈球菌等生長。其中厭氧性螺旋菌是造成牙周病的主因之一，它會侵犯牙齦纖維母細胞及牙齦上皮細胞。葡萄球菌更是投機性病原體，一旦有適合環境或宿主免疫力降低時，就會造成感染；乳酸桿菌會把乳糖轉為乳酸，產生更多齲齒的酸性物質；鏈球菌也能將蔗糖轉乳酸，而侵蝕牙齒琺瑯質則以齲齒主因。

　　當我們瞭解口腔生態與口腔微生物後，就不難發現口腔和身體息息相關；當口腔生態不平衡時，就會導致身體不健康；而身體不健康時，就常常在口腔中產生症狀。

瞭解生態，點出身體警訊

　　本書不但闡述口腔生態，更明白指出口腔存在葡萄球菌、鏈球菌、大腸桿菌、白色念珠菌等數百種細菌。當身體虛或口腔有疾病

時，這些細菌就會大量繁殖，透過血液傳播引起敗血症、心臟病、關節炎、風溼熱、腎病等。例如胃潰瘍元兇——幽門桿菌，不僅在胃幽門被檢驗出，也在口腔、牙齒、唾液中發現；牙周疾病患者罹患心臟病、冠狀動脈病變、中風等機率比一般高出二、三倍，在口腔與心血管也都可找到旺盛的血鏈球菌；肺氣腫、慢性支氣管炎甚至嚴重的氣喘症皆是由感染造成。那麼感染由何而來？就是嘴巴！

　　書中明白指出口腔醫療之中，還是充斥著汞、氟化物、鎳鉻等填充物的使用，也告訴我們如何避免與排除。尤其當一顆不良被根管治療過後的牙齒（稱之為毒牙），對身體的傷害是無止境的，因為一顆牙齒含有的牙本質小管總量達4.8公里！一顆毒牙猶如細菌的一座城堡一個王國，身體豈能不受傷害？

　　油漱療法是一種簡單又有效的方法，起源於古印度的阿育吠陀醫學（Ayurvedic Medicine）。阿育吠陀的醫生們發現用植物油漱口，不僅可清潔口腔，更可回復身體的健康；他們指出油漱可改善將近三十種系統性疾病，小至口臭、頭痛，大至糖尿病、氣喘等更嚴重病症。

　　因此，我們更深深體會到，若口中充滿不良充填物與毒牙，口腔生態必然繁殖大量有害菌種，那麼身體何來健康之有？相對地，不良生活習慣和飲食下的不健康身體，又該如何擁有一個無毒的口腔呢？當大家瞭解口腔與身體是一體的，瞭解口腔是身體的門戶，也是反應身體狀況的最佳位置時，就應該共同參與口腔排毒（拒絕病從口入、讓毒從口出）的行列，只要擁有一個無毒的口腔，必能得到一個健康的身體。

三代牙醫院長

許文銘

目　錄

第 *1* 章

讓你多活20年的方法

古印度阿育吠陀的油漱療法解決各種難症

將一匙植物油放到你的嘴巴裡，並且在口中漱一漱？塔拉（Tara）簡直不敢相信，單單只是漱上幾口油是要如何改善一個人的健康呢？這看起來簡直毫無道理啊！但當她開始實行這個不太一般的治療法之後，她的疑慮就轉變成爲一種信服了。

一封寄到www.earthclinic.com的信中，來自澳洲墨爾本的塔拉這麼說：「我在幾個月前開始實行油漱療法」，「我受慢性疲勞之苦已經十四年了……因此我只能躺在床上休息，並且動彈不得。」

慢性疲勞並不是她唯一的問題。塔拉同時也患有纖維肌炎（Fibromyositis）。塔拉說：「我一直有慢性疼痛，讓我很想自殺。」「我的舌頭在我嘴裡幾乎無法動彈，就連我的身體也是。我的病眞的很嚴重，我從來沒受過像這次這麼嚴重的病痛。」

但油漱療法讓她的身體有了急遽的轉變，隨之而來的是日復一日顯著的改善效果。「我持續實行油漱，其效果一天比一天明顯，直到兩個禮拜前，我的健康狀況已經回復正常了。……我現在變得更苗條而且有活力，不再需要長時間的休養。而且我維持這樣的生活已有幾年了，油漱不僅讓我找回我的生活，同時也解決了曾令我束手無策的肌膚問題……油漱改變了我的生活！」就在這短短的幾個禮拜，塔拉成功克服了兩種連醫生都認爲無法治癒的慢性疾病。

另一封寄到www.earthclinic.com的信中，來自猶他州西邦迪佛的李（Lee）這麼說：「這是我接受過最強而有力的療法了。」「我做了油漱療法，我老婆也是，我們已經實行了一個月又三天。對我們來說，這種療法簡直是太厲害了！許多效果顯著的改變發生在我們的身

上，這使我們見識到這種療法是多麼強而有力。我的心靈也變得平靜許多，我們的新陳代謝與睡眠狀況都有相當顯著的改善，而且肌肉疲勞也隨之消失。我今年六十五歲，鬆動的牙齒反而變得緊實，感覺身體就跟年輕人一樣。」

李十分確信這種簡易療法的效用，他說：「任何一個不願意詢問這種療法、不願意用一個月的時間去嘗試並了解它的人，簡直比石頭還要笨。」

只要一個月就足以改善存在身體好幾年的慢性疾病嗎？由塔拉和李的例子看來，的確就是這麼有效。其他案例也證實只需要一或兩個月的時間，就會有顯著的成效。

另一封寄到www.earthclinic.com的信中，來自墨西哥巴亞爾塔港的卡塔尼娜（Catalina）這麼說：「我認為我還年輕，還不會跟關節炎扯上關係，但我的肩膀、臀部、膝蓋、腳和脖子的關節處都漸漸開始疼痛起來。在實行油漱療法兩個月之後，所有的疼痛都消失了，之後半年都沒再復發。同時，我的毛孔角化症（Keratosis pilaris，一種慢性皮膚病）也治癒了，我的肌膚變得更滑順，臉部的皺紋明顯減少。我的牙齒變得潔白、舌頭更加乾淨紅潤、牙齦回復到粉紅色、黑眼圈也漸漸淡化，而且我的白頭髮變少了。這是真的！我和我的老公發現白頭髮竟然少了約50%，並且轉為深棕色了。」

就像李一樣，卡塔尼娜也感覺到自己變年輕了。「我的睡眠變得更酣熟，人也活力十足，並且漸漸地覺得自己的狀況愈來愈好。我知道這一切聽來難以置信，但經過九個月的油漱療法之後，我實在不懂為什麼它會被歸咎於一種安慰劑的效果（placebo effect）。這方法真的有效！我絕不會停用油漱療法。」卡塔尼娜也同意了李的說法：

「就嘗試個三十天吧！你一定會看到成效的！」

就如塔拉所說的，或許李和卡塔尼娜也會同意：「油漱改變了我的生活！」

油漱療癒奇蹟

那些發生在塔拉、李、卡塔尼娜身上的變化看起來著實令人無法置信。那些變化真的可能發生嗎？擁有醫療背景的我在當時的確是抱持相當大的疑問。當我第一次聽到關於油漱療法的時候，就跟許多人一樣，我認為那麼簡單的過程根本就無法產生任何效果。畢竟，光靠「油」來清洗口腔，怎麼可能就能治療關節炎或者是慢性疾病呢？

聽起來簡直一點道理也沒有。最令人費解的是，竟然還有人用葵花油來進行油漱療法。從沒聽過葵花油可以產生任何特殊的癒療功效，所以當時我已經準備連同那些關於油漱的深入調查也不想理會，並且忽視這項療法。

但在接下來的幾個月，雖然我依舊無視「油漱」的存在，但其他人卻好像相信這項療法確實可以有些作為。一些見證聽起來相當真實很值得相信，而且這些都是第一手的消息，並非只是他們的姊姊的好友的哥哥所說的偏方傳言而已。但不論是就天然性和鍛鍊性而言，我還是對這種被稱作「療癒奇蹟」的療法相當存疑，並且對它那未經證實的健康療程有很多疑問──特別是在那些號稱自然健康領域之中。

我看過許多「自然」療法，但結果卻顯示完全沒有任何成效。這些療法往往透過一些商業手法來宣稱可以為人們省下一筆醫療費用，

並且能夠滿足他們的需求。對我來說，油漱療法就像另一個欺騙世人的療程罷了。然而，在我開始聽到很多關於這項療法的實例後，讓我決定要更進一步地了解那些誇張的實例究竟是真是假。

我先在網路上搜尋了一下，找到一些談論這項療法的網站，以及跟我之前聽到的相仿的見證。當時我就想找一些相關的專業資訊，但卻一無所獲。

不過，有一件事令我留下相當深的印象，那就是這些網站都沒有在販售有關油漱的產品，它們談油漱並非為了從中得到好處，而只是單純地做推廣而已。大多數的新式療法和產品都會連結一些廣告。我真的很高興看見那些網站並沒有跟著同流合汙。

就如我所學過的，油漱並非是一種最新的發明，或是一些巧妙的行銷手法。它是一種實用於阿育吠陀醫學（Ayurvedic medicine）的技術，而且早已被廣泛地運用好幾個世代。在最近幾年，油漱已經因為卡拉克醫師（F. Karach）的努力而獲得不少的重視，卡拉克醫師使這項技術更加提升，並且與他所得到的出色實績互相結合。他出席一場在烏克蘭的演說時曾描述到他那令人激賞的專業技術，特別是在阿育吠陀醫學備受尊重的印度更是如此。

當我開始研讀油漱的相關資料時，我很快就意識到這項擁有神奇療效的療法有個非常合理、符合科學的依據，但是似乎沒有任何人知道。我讀遍了所有關於為什麼油漱得以奏效的說明——**油漱能透過舌頭下的血管將血流中的毒素吸取出來，口腔會從油中吸收所需的脂肪酸，它能活化唾液中特殊的解毒酵素，並且調節身體的脈輪**（charkra，在印度瑜伽的觀念中是指分布於人體各部位的能量中樞）**或「氣」的能量流動等等**——這些使前面所提的見證更有可信度。人

們不了解油漱之所以能奏效的理由和過程，爲了能讓其他人可以接
受、了解，才去擬出一些解釋。然而令我驚訝的是居然沒有一個人對
我提過這個我認爲再清楚不過的解釋。

口腔是軀體之窗

　　就像眼睛被視爲靈魂之窗一樣，口腔也可以說是「軀體之窗」。
透過觀察一個人的口腔，就能充分解讀那個人的健康狀況。滿嘴蛀
牙、紅腫發炎的牙齦、口臭、舌頭上的汙點、萎縮滲血的牙齦、黃板
牙、牙菌斑氾濫的口腔組織、補牙、缺牙等等都是一種反映個人健康
狀況的徵兆。

　　**口腔也是消化道的一部分，觀察口腔就可以了解整個腸道的狀
況。** 如果口腔健康，那麼整個腸部也會是健康的。如果牙齒和牙齦正
在惡化，那就表示身體也正逐漸地惡化中。我們的口腔可以透露出一
些關於糖尿病、麻疹、白血病、梅毒、愛滋病、暴食症、大腸急躁
症、胃灼熱、癌症以及其他疑難雜症的徵兆。（註1）

　　居住在口腔中的細菌以及其他微生物左右著我們的健康， 也同
時受到身體的影響。疾病也會左右寄生在口腔、舌頭與喉嚨內的細菌
種類。舉例來說，初期的癌症可以藉由一些身體裡既有的細菌檢查出
來。有些人的口腔裡會比其他人擁有更多的有害微生物，如果那些微
生物趁機跑到血流之中時，它們就會開始大肆破壞整個身體。

　　細菌可以藉由口腔感染進入血流之中，並且引發其他身體部位
的感染發炎，有很多研究已經提過這件事。我想要了解的是，口腔裡

的細菌是如何造成或引發那些宣稱油漱是有效的人的關節炎、慢性疲勞、糖尿病以及其他一切健康問題。

油漱療法很顯然地是一種能夠有效改善口腔健康的方法。油漱可以將引發牙齒與牙齦疾病的細菌和它們的毒素吸取或是「漱」出來，而且比刷牙漱口還要能夠清潔口腔。此外，也有無數的證據可以證實油漱在潔白牙齒、消除牙菌斑、牙垢、以及牙齦感染發炎上的功效，並且能改善整體口腔健康。

如果口腔是一個人的軀體之窗，那麼可想而知，油漱就能為整個身體健康帶來顯著的功效。

油漱是一種合理療法的另外一項背書，則是來自牙醫博士喬瑟夫‧菲力普斯醫師（Joseph Phillips，D.D.S.），他是一位來自奧西奧市（Osseo，美國威斯康辛州的一個城市）的牙周病醫師。早在六十多年前，菲力普斯醫師就開發出一種可以從口腔「漱」掉感染和病菌的技術，作法與油漱療法截然不同，但卻能發揮出類似的療效。

他所開發的方法正是廣為世人所知的「菲力普斯吸垢技巧」（Phillips Blotting Technique），而且直到現在仍被廣泛運用。這項技術被指出能夠消除口臭問題、蛀牙、牙菌斑、牙垢以及牙齦問題，並且能夠把造成口腔感染的有害細菌與毒素從口腔中抽取出來，那些感染問題如果沒有被妥善處理的話，就會蔓延到身體的其他部位，並造成多次的感染以及罹患慢性疾病。

菲力普斯吸垢技巧被認為是不只能改善牙齒的健康狀況，還有助於像關節炎和皮膚炎之類的全身性疾病。

但菲力普斯吸垢技巧需要使用一種特殊設計的牙刷。這種吸垢刷看起來就像是傳統型的牙刷一樣，但是刷毛相當特殊且密集，而且握

法也與一般牙刷完全不同。這種牙刷不是用來刷牙齒，而是要剔除牙齒上的細菌，就像是畫家的畫筆一樣。透過毛細管作用，形成牙菌斑的細菌就會從牙齒或牙齦上被剔除，而跑進刷毛裡頭。

那些用過菲力普斯吸垢技巧的人們都表示已經完全從牙齦疾病與蛀牙問題中康復。菲力普斯吸垢技巧的設計特別能夠改善口腔健康，並產生顯而易見的成效。此外，在消除口腔中引發疾病的細菌的同時，其他各種健康問題也能獲得改善。

我對油漱療法與菲力普斯吸垢技巧這兩項技術的相似性感到相當地驚訝，兩者都能有效消除口腔中令人苦惱的細菌，並且改善口腔健康，人們可以透過這兩項技術有效治癒牙齒問題與全身性疾病。

然而，油漱療法卻有幾項優勢，不必購買與使用特殊的吸垢刷，可以在任何時間、任何地點進行油漱療法，而且它是一種更徹底完善的作法。一支刷子還是無法顧及到口腔裡的每一個角落與隙縫，但只要把油在口中漱一漱，就能使油接觸到整個口腔表面的百分之百，包括牙齒、牙齦和其他軟組織，因此這樣的清潔效果會更加全面。

一種簡單人人都能做的治療技術

不像大多數的醫療方式，油漱療法相對來說非常簡單、完全無害而且價格低廉。油漱的成本只需要一匙植物油的價格就夠了——甚至比維生素錠還要便宜。此外，它還是我所見過最有效的療程之一。身為一位營養學家與自然療法的治療師，我已相當熟悉許多療程，在自己親身研讀與使用油漱療法之後，發現它的確比其他自然療法還要來

得有效率。

　　我在研究過程中發現許多關於油漱療效的證據，有一件事情真的令我印象深刻。當一些良性反應被認定為一廂情願或安慰劑效果（指用非藥物療效而使病情好轉）時，很多關於油漱的事情都被大家忽視了。數量龐大的良性結果證明，油漱的確有其療效，它並不是一廂情願、或是運用心智戰勝一切物質障礙的力量所使然的。

　　油漱療法最顯著的成效在於牙齒健康的改善。不僅牙齒變得更潔白、牙齦呈粉紅色澤的健康狀態，而且口氣也更清新，光憑這一點就已經值回票價了。不過真正厲害的是，油漱促進健康的助益不僅如此，還包括那些醫學未找到根治之道的健康問題，同樣也可以藉由油漱療法來改善，或完全痊癒。油漱療法的潛力在於能改善任何疾病或慢性疾病。

　　下列是一份在使用油漱療法的人本身所有的常見症狀清單：

粉刺（Acne）	糖尿病（Diabetes）（編審附圖5）
過敏（Allergy）（編審附圖1）	溼疹（Eczema）
關節炎（Arthritis）（編審附圖2）	痔瘡（Hemorrhoids）
哮喘（Asthma）	高血壓（Hypertension）（編審附圖6）
背部和頸部疼痛（Back and neck pain）	失眠（Insomnia）（編審附圖7）
口臭（Halitosis）（編審附圖3）	偏頭痛（Megrim）（編審附圖8）
支氣管炎（Bronchitis）	黏膜組塞（Mucosa plug）
慢性疲勞（Chronic Fatigue）（編審附圖4）	消化性潰瘍（Peptic ulcer）

結腸炎（Colitis）	經前症候群（Premenstrual syndrome）
克隆氏症（Crohn's Disease）	牙周病（Periodontal disease） （編審附圖11）
便秘（Coprostasis） （編審附圖9）	牙齦流血（Bleeding gums）
蛀牙（Carious tooth）	鼻竇炎（Sinusitis） （編審附圖12）
皮膚炎（Dermatitis） （編審附圖10）	牙膿腫（Tooth abscess） （編審附圖13）

　　除了上述所提到的症狀之外，醫學研究也指出下列會直接影響口腔健康的相關症狀，或許也能透過油漱療法有所改善：

酸中毒（Acidosis） （編審附圖14）	膽囊疾病（Gallbladder disease）（編審附圖20）
成人呼吸窘迫綜合症(ARDS) （編審附圖15）	痛風（Gout）　（編審附圖21）
動脈粥樣硬化（編審附圖16） (Atherosclerosis)	心臟疾病（Heart disease） （編審附圖22）
血液疾病（Blood disorders）	高血糖（High blood sugar） （編審附圖23）
腦膿瘍（Brain abscess）	不孕（Infertility）　（編審附圖24）
癌症（Cancer）　（編審附圖17）	肝臟、腎臟疾病（Liver, kidney disease）（編審附圖25）
肺氣腫（Emphysema）	腦膜炎Meningitis
神經疾病（Neurological Disorders）（編審附圖18）	早產兒/低體重早產兒 （Preterm children/Low birth weight children）
骨質疏鬆（Osteoporosis） （編審附圖19）	精神病發作（Psychotic episode）（編審附圖26）

佩吉特氏症（Paget 's disease） （編審附圖27）	中風（Cerebrovascular Accident）（編審附圖30）
肺炎（Pneumonia） （編審附圖28）	毒性休克症候群（Toxic shock syndrome）（編審附圖31）
子癲前症（Preeclampsia） （編審附圖29）	多種感染性疾病 （Various infectious diseases）

　　基本上，身體的所有部位，都會因為口腔的健康狀況，以及口腔中的細菌類型而受到攻擊侵害。

利用椰子油進行油漱療法

　　研究期間，我對許多關於油漱療法的科學性研究感到相當驚訝。雖然有一些是關於油漱療法本身效果的研究，但有好幾百個研究都顯示，從口腔健康到全身性疾病與慢性疾病都和油漱療法有所關連。此外，有很多從油漱療法所觀察到的良性反應都具有強韌的科學根據。

　　我也因此開始利用椰子油來實行油漱療法。為了獲得更快速的效果，一開始，我每天進行三次油漱，而且都在空腹、餐前進行。效果可說是非常立即，但並不如我之前所期待的情況。我開始大量流鼻水、嗓子也變得相當粗啞，以致最後形成咽喉炎。一開始，我以為是罹患了流行性感冒，但其實我已超過八年沒有罹患感冒或流感了，而且我的家人或我的同事也沒有感冒。但奇怪的是，這個我以為的「流行性感冒」並沒有讓我覺得病懨懨。我本身的狀態還是很正常，也睡得很好，而且沒有發生任何流感會併發的疼痛和不適。之後，我就察覺到那並不是流行性感冒，而是油漱所產生的一種淨化反應。我讀過

一些在油漱療法初期會歷經治癒轉捩點的案例，其中令我信服的是，有一個人跟我有同樣的經歷，幾天之後，那些症狀就會消失無蹤，而新的症狀也會時常出現。因為我接著開始牙痛並持續了一整天，但它來得快、去得也快。幾天之後，另一邊的牙齒也有一樣的情況，疼痛在隔天就完全消失了。有時候我會在咳嗽的時咳出一大堆黏液，可能是我的身體持續地在淨化，並且排出體內的髒東西。

我發現這很有趣，因為我的身體進行了許多「排毒」過程，而且油漱也的確能立即把那些髒東西從我的身體中排除乾淨，我不得不說，它的確能帶給身體相當大的療效。舉例來說，油漱療法遠比三個禮拜的斷食還來得簡單許多。我的嘴巴毫無疑問變得相當乾淨而且健康，牙齒也變得更潔白了，舌頭則呈現健康的粉紅色，而且口氣也變得更清新。

最明顯的變化在於我的臉。過去三十年，我一直和慢性皮膚炎做長期抗爭，它是在我讀大學的時候開始發病的。我的臉和胸膛會不定時發作，接著就會整個呈現通紅，皮膚開始脫皮掉屑，然後變得又癢又痛。有時發炎太過嚴重會導致皮膚開始潰爛流膿。我看過好幾個皮膚科醫生，但沒有醫生能明白告訴我病因為何，而且還完全不把它當一回事，只是簡單地要我服用一些可體松（cortisone，即類固醇，用於過敏及關節炎止痛的藥物）減緩一些紅腫，並要我試著適應這樣的症狀。

之後，症狀就開始變得更加嚴重，而且發作頻率也更頻繁了。簡單來說，就是我的整張臉會有幾天幾乎是二十四個小時都在發作，比任何過敏患者都還要嚴重。我試遍每一種乳液、藥膏、藥物、膳食補充劑和草藥，但卻一點效果也沒有。我甚至接受一些過敏和食物敏感

症（food sensitivity）的檢驗，不過結果卻還是一無所獲。

因此，我開始想好好照顧我的健康，並學習關於節食、營養與自然療法的知識。我飲食改變得相當徹底，這花了我好幾年的時間，但當我的飲食狀況有所改善時，這樣的改變也相對地反應在我的皮膚問題上，我的發炎狀況開始消退，而且發作的頻率也減低不少。我的皮膚狀況著實改善了不少，但並沒有治癒。我做過許多排毒療程，包括很多次持續三十天的斷食療法與果汁斷食療法，但那些都無法真正解決我的問題，輕微紅腫和易脫皮的肌膚現象還是存在著。

我注意到免疫系統會因為過度的壓力、感染或攝取太多糖分而有所衰弱，然後開始起疹子。某些化學物質、特別是味精（monosodium glutamate，簡稱MSG）也會使我的免疫系統衰弱並且開始出疹子。不論什麼時候外出用餐，我都能分辨出這家餐廳的食物是否添加味精，因為在幾個小時之內，我的臉就會開始發作，並且會一直處於一種可怕、腫癢的狀態好幾天。

從開始實行油漱療法的第一天，我臉上皮膚的紅腫現象就完全消失，而且再也沒有發作，甚至當我比平常還要大吃大喝（在聖誕節時）和吃一堆含糖食物時也沒有發作。這真的是太神奇了！油漱療法比其他我所試過的排毒療程還要能有效地解決這個問題，這其中還包括持續性的斷食療法。我現在相信那些疹子是由寄生在我嘴裡的細菌所造成的，當我的免疫系統低下時，細菌也就跟著激增擴散，可能是因為那些細菌在釋放毒素，才讓我的皮膚症狀發作。因此，我了解到油漱療法是有效的，而且可能是適合任何人，能自然地去改善健康狀況的最有效的方法。

另外還發生一件神奇的事情，就是我有相當嚴重的頭皮屑問題，

那並不只是一些屑屑掉落滿地而已，而是一大片皮膚會剝落出一堆巨大的皮屑。我嘗試過的很多方式都無法根治這個問題，我能做的只是使用藥用洗髮精來抑制這種情形，因為一般的洗髮精和肥皂根本無法奏效，我得用一種含有抵抗頭皮屑藥物的特殊洗髮精才能抑制。但在我發現椰子油的功效之後，我就改用椰子油來代替藥用洗髮精。我也會用椰子油來按摩頭皮，讓它持續滲透於其中數分鐘左右，然後再用一般的肥皂來清洗。我必須定期使用同樣的藥用洗髮精或椰子油才能避免一場「暴風雪」。一旦我停止使用椰子油或藥用洗髮精超過一星期，頭皮屑就會再次上演絕地大反攻。

當油漱療法能有效消除我臉上的問題時，我認為它或許也可以對惱人的頭皮屑問題有所作為。因此，就當作是一種實驗，我不再使用椰子油和一般肥皂來洗頭。預計約一個星期之後，我的頭皮屑應該就會一如往常地開始復發。然而，一個星期過去了，不見任何頭皮屑復發的跡象。兩個星期之後，還是沒有任何頭皮屑復發的跡象。三個星期之後，我的頭皮還能維持在95%的無頭皮屑狀態。我從來沒有過不需要接受椰子油或藥用洗髮精的援助就能有這麼久的時間不用去擔心嚴重的頭皮屑問題。

頭皮屑是由寄生在皮膚裡的真菌（皮屑芽孢菌，Malassezia globosa）所引發的症狀，而90%的人們都會受到影響。像免疫功能和飲食等各種因素，可以左右頭皮屑的發作頻率，抗真菌的藥用洗髮精通常能夠抑止頭皮屑，而很明顯地，油漱也能做到！

此外，還發生了一些事情。**一直在我臉上長達二十年的疣突然消失不見了。疣主要是由病毒（人類乳突病毒，human papillomavirus）所造成的，油漱就像是吸塵器一樣可以吸走身體裡**

的病毒、細菌和真菌。（編審附圖32）有些保健醫生相信大多數的疾病是透過感染所引發的，如果這是千真萬確，那麼油漱療法就可能是最有效的自然療癒方式之一了。

我持續加以研究、實驗並且試著找出一些結果。經過一段時間，我從卡拉克醫師（F. Karach，在本章一開始提過）那邊學會了油漱的方法，並且將其與我所學的科學知識加以合併。我將油漱的方法提升再改進，接著創造出一種更完善的排毒法，我把這種排毒法稱為「菲佛醫師的油漱療法」，本書不只是談論油漱而已，它同時也是完整的口腔生理與菌相關的課程。

第

2 章

細菌、真菌與蛀牙

毒牙的形成

　　我們的口腔就像是一座熱帶雨林，溫熱、潮溼，而且常年恆溫，這個雨林生意盎然，充滿了細菌、病毒、黴菌和寄生蟲。雖然我們無法以肉眼看見這些不同的菌種，但我們的口腔確實是成千上萬的微生物的家。口腔中最大量的生物是細菌，不論是短小的、肥滿的、長條的或細扁的，可以想到的都有。我們的口腔有這麼大量的細菌，其數量甚至遠超過居住在地球上的人口。

　　這些小壞蛋賴以為生的糧食非常充足。它們喜歡吃什麼？它們熱愛披薩、冰淇淋，還有甜甜圈！我們吃什麼，它們就吃什麼。它們藉著攝取糖分和其他碳水化合物而茁壯，這也是它們最喜歡的食物。它們最愛卡在齒縫間或是藏在口腔黏膜和牙齦褶皺處的微小佳餚，它們可以躲在這些小地方開心地享受著美食好幾個小時。這些地方理所當然成為理想的環境，我們的口腔是許多微生物的家園。

　　本質上，口腔就是一個迷你的生態系統。除非生病了，否則口腔裡的氣候預報每天都是一樣的：華氏九十五度（攝氏三十五度），溼度一百。微生物也是會挑的，它們不會隨機殖民你的口腔，而是建立自己的社區。就像熱帶森林裡的生物系統一般，有些生物喜歡住在地上，有些喜歡住在樹上或是住在水裡，嘴巴裡的微生物也會選擇自己居住的地方。有些喜歡住在牙齒上，有些喜歡住在牙齦間和齒縫間，還有一些微生物喜歡住在口腔頂部（也就是腭，papate），更有一些喜歡住在舌尖或舌根處。雖然這些微生物多少會互相碰觸，但每一個小群落（micro-community）都自成一格。

　　每個人都有一組獨特的微生物群落住在口腔裡。住在倫敦的人，口腔裡的微生物群族（micro-community）和住在紐約的人並不相同，換言之，住在紐奧良的人，口腔裡也住著不同群落的微生物。就算是同一家人，口腔裡的微生物群組也會有所不同。儘管夫妻間的關係非常緊密，丈夫和妻子也有各自的微生物群組。

　　每個人口腔裡的微生物群組都是獨一無二的，因為每個人口腔裡的環境和生態都不一樣。我們的口腔環境取決於飲食、生活方式、基因與性別等。舉例來說，壓力可以影響免疫系統，進而影響口腔裡的微生物；荷爾蒙的濃度也會影響，某些荷爾蒙會促進特定微生物的滋長；被診斷出有脫水症狀的人，大多時候唾液分泌會減少，唾液裡含有主導口腔環境和微生物群組的緩衝液和消化酶（又稱消化酵素）；吸煙和飲酒也同樣會影響。而其中一個最重要的關鍵是飲食。糖分和其他碳水化合物在口腔花園裡扮演著肥料的角色，藉著這些肥料，細菌和黴菌會不斷地增生。

　　我們的健康狀況也會影響居住在口腔裡的生物種類。像是糖尿病患者的高濃度血糖，也會促進口腔裡特定的細菌滋長；體重過重的人，口中的微生物和體重正常的人也不一樣；醫療研究學者甚至能藉由口腔裡的菌相，判定一個人的健康狀況。有許多因素影響口腔中的菌叢生態。

　　打從一出生，微生物就開始入住我們的口腔。雖然新生兒的口腔和食物來源是無菌的，但很快地，這塊無菌之地就被空氣中的微生菌群占領，這些微生菌群來自和父母以及同胞的接觸，還有來自新生兒隨意放進嘴裡的東西。

　　人們口腔中有不可計數的細菌滋長著。事實上，**人類口腔中的**

細菌，比狗狗嘴裡的細菌還多。儘管狗狗們喜歡用鼻口碰觸噁心的地方，牠們的口腔卻出乎意料地乾淨。親吻你的伴侶的嘴唇，比親吻一隻流著口水的狗狗得到的病菌來得更多！很噁心沒錯，但卻是事實。**狗狗的唾液中，有一種人類口腔中沒有的抗體，這些抗體可以殺死引發疾病的病菌。**

「我總會在課堂上做一個實驗。」羅貝塔・米漢（Roberta M. Meehan）博士說：「每學期的微生物學課堂上，學生們會以無菌的方式在一個新生兒的口腔和一隻狗狗嘴裡作採樣。」你肯定以為一個新生兒口腔裡的細菌會比較少，特別是和一隻狗狗作比較。「每個人

了解我們的口腔

我們口腔黏膜細胞，每三到七天就會自己更新一次。

人類口腔中的細菌分為兩類：

（a）浮游菌（planktonic bacteria或free-floating bacteria），存在於唾液中。

（b）生物薄膜（biofilm，或稱生物膜或菌膜），占領嘴巴表面的細菌，例如牙齒和舌頭上。

超過六百種細菌藏在人類的嘴巴裡，估計細菌的總量將近一千萬。

口腔中的厭氧菌（anaerobic bacteria）所產生的分解酵素和毒素，會破壞刺激牙齦，引起發炎以及出血。

刷牙只能清潔60%的牙齒表面，牙垢會留在難以清潔的區域，例如齒縫間。

都驚呼連連。寶寶的口腔中滿是細菌，反倒是狗狗的嘴裡沒有細菌。這個實驗每個學期都有效，而且所有的獸醫師都能證明這個實驗結果。」

很難想像竟然有這麼多的細菌住在我們的口腔中。**牙籤末端上一塊小小的牙菌斑（牙垢）就能容納一千萬到一億的細菌**。我們的身體和微生物共生，不論費盡多大的努力想要擺脫這些微生物，這些在我們體內和體外的細菌，數量還是遠比身體裡的細胞多上許多。**光是腸道裡的細菌量就將近一千兆，全身的細胞數量不過是它的十分之一不到**。許多住在我們口腔裡的細菌，也占領了我們的腸道和皮膚。但是有些細菌，只能在嘴巴裡找到，因為它們偏好像口腔中這樣溫暖、潮溼的環境。有超過六百種不同的細菌住在我們的嘴巴裡，其中有上百種的病毒、真菌還有原生菌。而且新的病菌物種仍持續被發現。我們只了解其中的一部分。剩下的那些，我們所知的少之又少，甚至不了解它們對牙齒或人體健康的影響為何。

唾液的重要性

牙周病的形成

「沒有唾液的話，口腔組織就會潰爛或者是感染發炎，而且蛀牙情形就會更加猖獗。」

——亞瑟・蓋頓（Arthur C. Guyton, M.D.），醫學生理學教科書（Textbook of Medical Physiology）

有些口腔中的細菌是有益菌，在某些情況下對我們有幫助。其他的細菌則有攻擊性，而且會帶來困擾，這些壞菌會造成蛀牙和牙齦疾病。其中一種最令人困擾的細菌是「**轉醣鏈球菌**」（S. mutans）。這種細菌是造成齲齒的主要病原菌。這種細菌，和其他的菌種一樣，藉著糖分和精製的**碳水化合物(糖與澱粉）** 茁壯成長。在細菌的消化過程，糖分被轉化成**乳酸**或**醋酸**。這種酸會侵蝕牙齒的琺瑯質，降低牙齒表面的保護力，進而開始腐壞。這就是為什麼很喜歡吃糖果的人，會有很多蛀牙的原因。

不論多常刷牙，或是使用牙線，甚至是試圖使用口腔抑菌劑消毒嘴巴，對這些微生物數量的影響還是很有限。大多數的微生物會逃過一劫存活下來，並且在這個理想的居住地再快速地以倍數繁殖。對抗這些不速之客的戰爭是永無止盡的。

若不是唾液的存在，你的所作所為早就讓你的牙齒腐敗，而且還滿嘴的傳染病。**唾液不僅是消化食物的最大功臣，也是守護口腔健康的使者**。唾液裡混合了酵素、緩衝液、抗體和養分，這種混合液會對抗疾病，並且讓牙齒和牙齦合作無間。

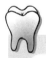

了解唾液

人體每天會製造出約一公升的唾液（三十四盎司）。

一茶匙（五毫升）的唾液裡含有二千五百萬的細菌細胞。

入睡時，口腔並不會分泌唾液。這就是為何睡覺時嘴巴會無意識的張開，並導致口乾舌燥。

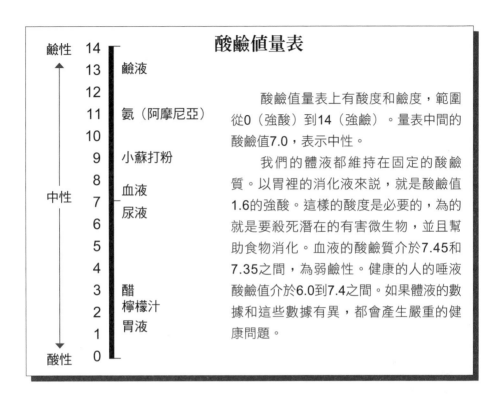

酸鹼值量表

鹼性 14
13　鹼液
12
11　氨（阿摩尼亞）
10
9　小蘇打粉
8　血液
中性 7　尿液
6
5
4
3　醋
檸檬汁
2
胃液
1
酸性 0

酸鹼值量表上有酸度和鹼度，範圍從0（強酸）到14（強鹼）。量表中間的酸鹼值7.0，表示中性。

我們的體液都維持在固定的酸鹼質。以胃裡的消化液來說，就是酸鹼值1.6的強酸。這樣的酸度是必要的，為的就是要殺死潛在的有害微生物，並且幫助食物消化。血液的酸鹼質介於7.45和7.35之間，為弱鹼性。健康的人的唾液酸鹼值介於6.0到7.4之間。如果體液的數據和這些數據有異，都會產生嚴重的健康問題。

口腔裡的酵素會開始將我們吃的食物進行消化。碳水化合物，是由穀物、水果和蔬菜組合而成的主要養分，可藉由唾液中的酵素，拆解成更小的分子和單糖。而我們口腔中的細菌也以碳水化合物為食物，但是它們會代謝出潛在的有害酸質。唾液會稀釋這些酸質，並用口中的緩衝液，進行化學中和作用。這麼一來，口腔中的酸鹼值才得以保持中和。

唾液裡含有獨特的抗菌抗體複合物質，這些複合物能幫助控管特定的病菌滋長。不幸的是，這些複合物並不會殺光所有的麻煩物質，口腔和唾液中仍然藏了許多潛在的有害病菌。

人類體內最常見的細菌

菌種	皮膚	結膜
表皮葡萄球菌（Staphylococcus epidermidis）	＋＋	＋
金黃葡萄球菌（Staphylococcus aureus）＊	＋	＋／－
緩症鏈球菌（Streptococcus mitis）	－	－
唾液鏈球菌唾液亞種 （Streptococcus salivarius salivarius）	－	－
變異鏈球菌（Streptococcus mutans）＊	－	－
乳酸球菌腸球菌（Enterococcus faecalis）＊	－	－
肺炎鏈球菌（Streptococcus pneumoniae）＊	－	＋／－
化膿鏈球菌（Streptococcus pyogenes）＊	＋／－	＋／－
奈瑟氏菌屬（Neisseria sp.）	－	＋
腦膜炎雙球菌（Neisseria meningitidis）＊	－	－
韋榮球菌屬（Veillonella sp.）	－	－
腸道菌科（Enterobacteriaceae）＊ （大腸桿菌Escherichia coli）	－	＋／－
化膿變形桿菌屬（Proteus sp.）	－	＋／－
綠膿桿菌（Pseudomonas aeruginosa）＊	－	－
流感嗜血桿菌（Haemophilus influenzae）＊	－	＋／－
類桿菌屬（Bacteroides sp.）＊	－	－
分歧雙叉桿菌（Bifidobacterium bifidum）	－	－
乳酸乳桿菌屬（Lactobacillus sp.）	－	－
梭狀芽孢桿菌（Clostridium sp.）＊	－	－
破傷風梭菌（clostridium tetani）	－	－
棒狀桿菌（corynebacteria）	＋＋	＋
分枝桿菌（mycobacteria）	＋	－
放線菌（Actinomycetes）	－	－
螺旋菌目（Spirochete）	－	－
黴漿菌（mycoplasmas）	－	－

比例圖示：＋＋＝將近百分之百　　＋＝常見　　＋／－＝少見　　－＝無
＊＝潛在病原體（原位）

　　人類的皮膚和黏膜隨時隨地都在和外在環境接觸，時時刻刻都會被特定的微生物種占領。任何一處所發現的生物組合和數量都極其複雜，而細菌是占最多的。細菌的分布如上圖。這張圖表僅列出正常情況下，人類體內所有菌種其中的一部分，並非細菌總數或集中數據。

鼻腔	咽部	口腔	大腸	前段尿道	陰道
++	++	++	+	++	++
+	+	+	++	+ / -	+
-	+	++	+ / -	+	+
-	++	++	-	-	-
-	+	++	-	-	-
-	+ / -	+	++	+	+
+ / -	+	+			+ / -
-	+	+	+ / -		+ / -
+	++	+	-	+	
+	++	+	-	-	+
-	-	+	+ / -	-	-
+ / -	+ / -	+	++	+	+
+	+		+	+	+
-	+ / -	+ / -	+	+ / -	
+	+	+	-	-	
-	-	-	++	+	+ / -
-	-	-	++	-	-
-	-	+	++	-	++
-	-	+ / -	++	-	-
			+ / -		
++	+	+	+	+	+
+ / -	+ / -	-	+	+	-
-	+	+	+	+ / -	+
-	+	++	++	-	-
-	+	+	+	+ / -	+

大腸桿菌
（E.coli）

轉醣鏈球菌
（S.mutans）

金黃葡萄球菌
（S.aureus）

資料來源：陶得，肯尼斯·陶德所著《細菌學的線上教材》（K. Todar's Online Textbook of bacteriology），威斯康辛大學麥迪遜分校細菌學系。

　　唾液裡同時也含有大量的特定礦物質，特別是鈣質和磷酸鹽（牙齒的主要成分）。**藉由唾液，牙齒琺瑯質的微小病變可以被「再礦化」，進而重新修復。**

　　我們一整天都會製造唾液。在一些特定的時候，例如進食的時候，唾液的分泌就會增加。實際上，夜晚當我們入睡時，並不會製造唾液。白天沒有攝取足夠水分的人，會慢慢地出現脫水症狀。結果就是，他們無法製造出足夠的唾液，以有效地保護牙齒免於腐壞。**有慢性脫水症狀的人或是因為生病而唾液分泌減少的人(如化療放療患者)，牙齒腐壞和牙齦病變的數據明顯高出許多。**

　　另一個問題是**攝取過多的糖分和精製碳水化合物，糖分會促進代謝出酸質的細菌滋長。**多數傳統或古老的粗食習慣，會讓唾液裡有碳酸氫離子，這種物質擁有抵制酸質產生的能力。所以，我們的祖先嘴裡的蛀牙比我們嘴裡的還少。現在大多的食物裡都有過多的加工糖分以及精製碳水化合物，這些食物很容易就能被唾液中的消化酵素轉換成糖分。從攝取高碳水化合物飲食裡所產生的酸質，遠超過唾液能夠控制的量。像「轉醣鏈球菌」這種製造酸質的細菌，最喜歡在攝取高碳水化合物飲食的人的口腔裡過度繁殖。

常見的口腔問題

口臭

　　你正受到積年累月的口中異味困擾嗎？如果是，你可以將過錯全

了解口腔的細菌

你的口腔裡的細菌數量比地球上的人口數量還多。

一般馬桶座椅上，一英寸所含有的細菌量，比人類口腔中的細菌還少！

現在你口腔中的細菌量，比一只鞋底的細菌量還多。

怪罪在住在口腔裡的細菌上。**特定的細菌主宰舌頭後方根部的地方，它們在那邊產生不好的氣味**——也就是所謂的口臭。

大約有20%的人受口臭所苦，口臭和因為進食引起的短暫氣味不同，口臭通常是慢性的，是住在口腔裡的特定菌種的產物。雖然不算是真正的口腔疾病，但是口臭確實會反映出健康狀況以及口腔裡的環境。健康身體的健康口腔，不應該有惱人的氣味。

占領舌根上方的細菌因人而異。口臭是由某些特定的菌種引起的，而口氣清新的人的口腔中，並未找到這些菌種。

口臭本身並不是一個嚴重的疾病，但是口臭非常惱人，而且也會干擾到社交生活。

發臭的口氣也是牙齒腐壞或牙齦疾病的徵兆。

牙醫師建議我們不僅要刷牙，還要清潔牙齦和舌頭，刮去上面不好的細菌。他們也建議使用漱口水，不過這些方法都是一時的，因為細菌很快就能重建國度。

齲齒（蛀牙）

　　齲齒，或是人們常說的蛀牙，就是牙齒腐壞的結果。如果放任其腐壞沒有治療，蛀牙會持續蔓延，進而引起疼痛，然後最終導致牙齒壞死。牙齒腐壞是全球最常見的慢性病之一。據估全球90%的學童都有部分的牙齒腐壞。

　　牙齒腐壞是由依靠糖分（蔗糖、果糖和葡萄糖）餵養的細菌開始的，這些細菌會製造酸質。**碳水化合物會被唾液裡的消化酵素分解成糖分，這些糖分與含糖的食物餵養這些細菌。**正因如此，口腔中的酸度便提高了。

　　大多數的蛀牙都始於堅硬的琺瑯質周圍，也就是牙齒暴露在外的部分，接著再逐漸向下侵入下方較柔軟的牙本質。對蛀牙來說，琺

健康的牙齒

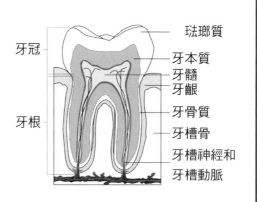

　　牙齒的表面覆蓋了一層非常堅硬且厚重的物質，這層物質稱為琺瑯質。琺瑯質是人體最堅硬的組織。牙齦下方的牙根沒有被琺瑯質覆蓋，而是一層輕薄、堅硬的物質，稱為牙骨質。在琺瑯質和牙骨質下面的是牙本質。牙本質的堅硬程度僅次於琺瑯質和牙骨質，和骨頭的組成相似。牙本質構成牙齒主要的部分。牙科醫師（dentist）和牙科（dentistry）就是從牙本質（dentin）這個字衍生而來的。牙齒的中心是牙髓，牙髓裡涵蓋了牙槽神經和牙槽動脈。

瑯質是最脆弱的部分，這單單只是因為琺瑯質和細菌與礦物溶解的酸度有密切的接觸。我們的牙齒偏好輕鹼度的環境，而且對酸鹼值的改變非常敏感。牙齒是骨骼的延伸，就像骨頭一樣，是活的組織，會持續不斷地再鈣化（Remineralization）和脫鈣（Demineralization）。**在酸度非常低或是輕鹼度的環境下，再鈣化的過程進行地比脫鈣化快的多，而牙齒也會變得愈來愈厚、愈來愈強壯。當牙齒表面的酸鹼值低於5.5（弱酸性）時，琺瑯質的脫鈣化就會進行得比再鈣化來得快，導致骨質密度的流損。當琺瑯質變得脫鈣化時，細菌就能侵入牙齒，造成腐壞。**（編審附圖33）

　　當牙齦健康時，便不太會發生牙根的齲齒，因為產生酸質的細菌無法進入表層。當牙齒上的牙齦被扯開時，覆蓋在牙根上的那層輕薄堅硬的牙骨質就會暴露在外。暴露在外的牙骨質遇上脫鈣化時，會比琺瑯質還脆弱。只要酸鹼度6.7，就能讓牙骨質開始脫鈣化。當牙齦退後時，牙根就只能脆弱地任其腐壞。

　　如果蛀牙只有滲入琺瑯質，並不會引起疼痛。如果蛀牙蔓延進入牙本質，牙齒就會變得對冷、熱或是甜食敏感。當牙髓也受到侵害後，就會引起持續的抽痛。如果放任其腐壞，不進行治療，就會發展成潰瘍，接著這顆牙齒就會壞死。到了這個階段，牙醫師若不是進行根管治療，就是拔掉這顆牙齒。

牙菌斑

　　牙菌斑是黏膜、食物殘渣、細菌以及其他微生物日積月累的產物，會在牙齒表面形成一種黏膩、糊狀或黃色的塊狀物。和牙結石不

一樣，牙菌斑的質地鬆軟，而且只要透過刷牙或使用牙線就能輕易地清除。但是牙菌斑的堆積會導致牙周病（牙齦疾病）的發生，也會導致牙齒腐壞。

　　吃過東西之後的二十分鐘以內，牙菌斑就已經開始在牙齒上成形。牙菌斑往往會在較不容易刷洗的區域累積，像是齒縫間或牙齒後方。（編審附圖34）

牙結石（齒石）

　　牙結石或齒石是一種在牙齒上形成的礦床。基本上，牙結石就是牙菌斑累積而成的，經過一段時間後鈣化。牙結石非常堅硬，而且會緊緊地黏在牙齒上。無法用刷洗的方式或是使用牙線清除。通常都需要使用特殊的牙科器具才能清除。

　　牙結石會在牙齦線的前後形成。形成牙菌斑和黏在牙結石上的細

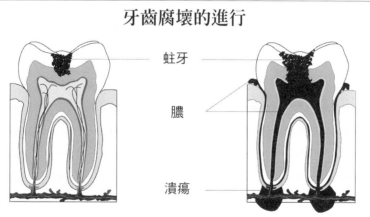

牙齒腐壞的進行

蛀牙

膿

潰瘍

蛀牙從琺瑯質一路蝕進牙本質和牙髓。一旦細菌進入牙髓，便會發展成潰瘍。

菌會刺激牙齦，讓牙齦發炎，引發牙齦疾病或牙周病。

牙齦炎

牙齦是稱呼齒齦的醫學術語。**牙齦炎就是齒齦發炎。這是齒齦疾病（牙周病）的第一個階段。常見的牙齦炎症狀是牙齦紅腫，並且在刷牙和使用牙線時，會有出血的情況。**牙齦炎發展時，牙菌斑裡的細菌和毒素會刺激牙齦。

牙齦炎無遠弗界。全球，當孩童長為成人時，有70%到90%的人都遭受其害。牙齦炎不太有疼痛感，而且對沒有受過相關醫學訓練的人來說，並不容易被辨認。所以，大多數的人並不知道自己患有牙齦炎。如果沒有加以治療，牙齦炎就會發展成牙周病。

牙周病

牙周病的形成

常見的牙周病症狀是由於牙菌斑的產生，導致發炎和萎縮的牙齦，以及刷牙時出血。長時間的發炎症狀會造成齒槽骨退化，導致骨質分解，更進一步引起全身性骨質疏鬆。萎縮的牙齦導致牙根暴露腐壞後，牙齒掉落。

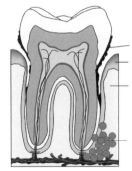

牙菌斑
發炎和萎縮的牙齦
齒槽骨退化

膿腫

牙周病，也被稱爲**齒槽膿漏**，是由長期的牙齦炎發展而來的。這是一種更進階的牙齦疾病。**細菌和它們所製造出的毒素，讓牙齦遭受感染，變得腫脹與潰爛。它們感染牙齦，讓牙齦向後萎縮，並且形成膿胞。**細菌和牙菌斑在牙齦線下蔓延滋長。出自細菌的毒素和體內的白血球在感染區作戰，這會讓齒槽骨和牙齒間的連接組織開始分崩離析。如果不加以治療，支撐牙齒的齒槽骨、牙齦以及連結組織都會遭到破壞。牙齒就會開始鬆脫，而且必須拔除。

牙周病的病徵包括牙齦泛紅或腫脹、潰爛、出血、牙齦萎縮、牙齒鬆動、咀嚼時有疼痛感、敏感痠軟，以及揮之不去的口臭。牙齒腐壞通常伴隨著牙周疾病。在美國、加拿大和英國等地，牙周病影響著50%年紀超過三十歲的成人。（編註：牙周病被細胞分子矯正學派視爲口腔型的壞血病，在古典的臨床病例中，牙周病爲壞血病患者初期所經歷的明顯症狀。）（編審附圖35）

牙膿腫

牙膿腫就是蛀牙裡由局部病變組織所集合起來的膿。膿腫多半是由入侵組織的微生物引發的。牙膿腫通常發生在壞死的牙髓組織，而且幾乎都是由放任腐壞的牙齒、裂掉的牙齒或是嚴重的牙周疾病所引起的症狀。失敗的根管治療也有可能會引發膿腫。

牙膿腫可以是急性的也可以是慢性的，差別在於膿腫的形成速度，以及身體是否有效產生防禦作用。急性膿腫的病徵是疼痛、腫脹以及發燒，慢性膿腫則無疼痛感。事實上，要是不多加注意膿腫的發生，膿腫甚至會繼續蔓延滲入顎骨。

如果膿腫治療失敗，會導致嚴重的感染，會蔓延至周圍的組織，並且滲入顎部的骨髓。嚴重的感染會讓大量的細菌進入血液，引發敗血症（膿血症或血中毒）。（編審附圖36）

了解牙齦疾病和牙齒腐壞

有5%的新生兒，在九個月大的時候，就有部分牙齒腐壞的情況發生，15%的新生兒在十二個月大時會發生，17%的新生兒在四歲的時候會發生牙齒腐壞的情況。

超過十二歲以上的孩童當中，有40%的人患有中度牙周疾病。

口腔疾病，例如牙齦炎以及慢性牙周炎，全世界都有病例，而且是人類之間最流行的細菌性疾病。根據英國醫學期刊《刺絡針》（The Lancet）裡一篇研究報告指出，全球有將近90%的人口深受牙周疾病之苦。（註1）

根據美國疾病控制與預防中心（the U.S. Centers for Disease Control and Preventin，CDC）指出，每十個人當中，就有九個人有牙齒腐壞的情況。

每二十名中年成人裡就有一位，以及每三個65歲以上的成人當中，就有一位已經失去全部的牙齒。

牙周疾病檢測表

　　你是否患有牙周疾病？許多人對自己其實患有牙齦疾病渾然不知。疼痛的感覺、明顯的發炎症狀或是牙齒腐壞，沒有以上這些症狀，並不表示你完全躲過了牙周疾病。在此檢測出你罹患牙周疾病的風險，請盡可能誠實地回答下列每一個問題。記下每一次的分數（括號裡的分數），並在測驗結束後計算總分。

你今年幾歲？	四十歲以下（5） 四十歲到六十五歲（10） 六十五歲以上（15）
是否有抽煙的習慣？	沒有（5） 有（15）
過去兩年內，是否有看過牙醫？	沒有（10） 有（5）
使用牙線的頻率為何？	每天（5） 每星期（10） 很少使用（15）
是否患有下列任何疾病？ （心臟病、骨質疏鬆症、骨質缺乏症、高血壓、糖尿病）	沒有（5） 有（25）
是否長久以來口中氣味不佳，或是口中一直有金屬味？	沒有（5） 有（15）
有幾個補牙處？	沒有（5） 一到三處（10） 四處以上（15）
刷牙後牙齦是否會出血？	不會（5） 會（55）

是否有口臭（腐臭味）	有（輕）（20） 有（重）（50）
是否有任何牙齒會鬆動？	沒有（5） 有（55）
牙齦是否有萎縮現象，或是牙齒看起來比較長？	沒有（5） 有（55）
是否有缺牙？（不含智齒）	沒有（5） 有（55）
是否做過根管治療？	沒有（5） 有（55）

你的牙周疾病風險數值如下

低度風險：75分以下

中度風險：80分到105分

高度風險：110分以上

　　如果你的分數是75分或者更低，那麼你罹患牙周疾病的風險很低。分數為80分到105分的人，有中度的罹病風險，或者很可能已經有輕微的牙周疾病。如果加總分數為110分或者更高分，那麼你已經是牙周疾病的患者了，而且分數愈高，病症也可能會愈嚴重。

　　即使是高風險群組，只要透過適當的牙醫照護和定期油漱療法，罹病風險也能大大地降低。

第 3 章

牙齒決定你的健康！

「萬病源於口」──聽起來或許非常不可思議，但只有少數例外。這裡指的不是遺傳疾病或生理與心理的創傷，而是指人類主要的瘟疫疾病，包括慢性的退化疾病，所有的疾病都是透過口腔開始的。

仔細想想，口腔和鼻腔是進入人體內的通道。我們透過嘴巴補充營養，透過鼻竇呼吸──這是我們得以存活下來最重要的兩件事。但這也是引起疾病的毒素和病菌進入我們體內的方式。沒有氧氣，我們只能存活幾分鐘。空氣的品質在許多方面都影響著我們的健康。受到汙染的空氣、有毒氣體、菸草煙霧、引發過敏的花粉以及病菌，這些都會對我們的健康造成影響。同樣地，我們放進嘴裡的東西也深深地影響著我們的健康。

吃進嘴裡的食物為我們的身體補給養分。飲食攝取不足或不良的飲食習慣，會造成營養不良以及營養失衡的病症，並且增加發生退化疾病的風險。吃下過多的食物，不論是否營養，都會導致肥胖以及其他一大堆的問題。

水分攝取不足或攝取過量的咖啡、酒精和飲料，會導致急性或是慢性的脫水症狀。藥物、食物裡的天然毒素、環境毒素、農藥殘留、化學食品添加劑、腐臭的油以及工業污染物，都可能透過嘴巴進入我們體內。我們所有吃進嘴裡、喝下肚的東西，都對維持身體健康的免疫系統有很大的影響。不良的飲食習慣會減弱免疫系統，讓我們在面對多數健康問題時變得脆弱不堪。當免疫系統一蹶不振時，癌症和傳染病就會主導大局。當免疫系統強壯時，即使是由傷口或蟲咬引起的潛在嚴重感染症也都能被克服。

我們的嘴巴也是細菌、病毒、真菌和寄生蟲進入體內的入口處，有數千億個微生物住在嘴巴和消化道裡。有些微生物是有益的，有些

則不是。無論如何，所有微生物都有潛在的傷害性。就算是有益的微生物也可能致命，如果它們找到進入血液的入口的話。透過開放的潰瘍處和傷口或發炎的組織，微生物就能滲入血液。我們的嘴巴提供它們一個進入血液的簡單方式。

在血液裡，這些微生物可以造成無盡的傷害，引發系統性或局部的感染、慢性發炎，還有開始出現自體免疫反應（紅斑性狼瘡、僵直性脊椎炎、類風濕性關節炎、乾燥症等），進而導致一連串的健康問題，從關節炎到心臟病都有可能發生。由此可見，幾乎所有社會上的病症都是從我們的口腔開始。在這個章節，你將知道口腔的健康是如何對全身的健康產生直接的影響。

口腔局部型與系統性感染學說

有智慧的農夫會在購買牲畜的時候檢查動物的嘴巴，因為他知道動物的口腔反映出牠的全身狀況。**沒有任何一個農夫會傻到花大錢買下缺了牙或牙齦腫脹的動物**，口腔問題顯示出身體很可能有其他的健康狀況，這點在人類身上也正確無誤。這個事實早在數個世紀以前就已經被發現了，這也是局部型感染學說運用在牙科裡的基礎。這個學說基本上就是在敘述一個小小的口腔傳染病足以對全身健康產生影響。基於這項學說，以前的牙醫師傾向將所有生病的牙齒拔除，以期預防疾病蔓延至身體的其他部位。

牙齒和全身健康之間的關聯性，早在兩千七百年以前就已經被發現了。在古老的亞述人和希臘醫學文獻裡都有記載。被視為西方醫

學之父的希臘醫生希波克拉底（Hippocrates）就有提出報告指出，他藉著拔除病人嘴裡一顆受感染的牙齒，治好了他的關節炎。（註1）在二十世紀到來以前，局部型感染學說明確地被大家視為事實。**從事牲畜產業的人都非常了解牙齒健康影響著全身的健康。**在人類世界裡，當受到病害的壞齒被拔除時，病患的其他病症也都會復原。

那麼，牙齒腐壞或是腫脹的牙齦又是如何對身體的其他部位產生影響的呢？究竟一顆生病的壞齒是如何引發關節炎或是肺癌，又或者是致使心臟病發作或中風的呢？哪些人又是高危險群呢？

如果你很倒楣地被一隻狗咬了一口，而這一咬又深至皮膚，你處理這個傷口的第一件事會是什麼？你要做的第一件事應該是消毒傷口，用肥皂和清水清洗傷口，以將可能會引起感染的細菌殺光。事實上，**我們被教導任何一種傷口都應該要加以清洗，才能消除病菌，但卻讓口腔這個細菌最多的地方，留下長期感染的傷口而不加以清洗防護。來自狗狗口中或環境的病菌可能會引發嚴重的感染，並且蔓延散布到身上，帶來嚴重的傷害，而口腔中的感染傷口也是一樣。**

在前一個章節，你已學到，人類口中的病菌遠比狗狗口中的病菌還要多上許多。因此，任何傷口、病變、穿刺傷，或口中黏膜的開口，都會讓病菌有機可乘、進入血液，並且引發感染。口腔裡的傷口和手臂上的傷口不同，口腔的傷口無法清洗包紮隔離病菌，所以傷口永遠泡在微生物的湯裡（唾液），而且裡面充滿了細菌、病毒、真菌和寄生蟲。就如同在手臂的傷口上包一條長期泡在汙水中的髒抹布一樣，傷口被感染的可能性非常高。同理可證，口中的病變會受到的感染風險也是非常高的。

患有嚴重口腔疾病的人，像是嚴重的牙齦問題或是牙膿腫，都極

有可能讓微生物入侵者進入血液，不過口腔中的任何一個劃傷或潰瘍也會讓病菌入侵血液。如果你患有牙齦炎，和大多數人一樣，**每天只是刷牙就會引起牙齦出血。**（註2）**光是這樣，就已提供讓病菌進入血液的通道。**使用牙線時也是，會引起出血。就算你的牙齒非常乾淨，也沒有明顯的牙齒問題，你仍然是高危險群。**牙齦的組織佈滿血管，而牙齦發炎時滲透性會提高。這使得細菌得以滲入發炎的牙齦組織，並進入血液，不論口中是否有任何開放性的傷口。**（註3）

嚴重的牙周病可以損及口腔表面相當於九平方英寸的面積。這幾乎是你的前臂的面積。想想有一個相當於你前臂面積的開放傷口，一天二十四小時都暴露在骯髒潮濕和充滿細菌的地方。我們連皮膚上一個微不足道的傷口都會進行清洗和消毒，以避免感染。但是在我們的口腔裡，卻有一個巨大開放的損傷，浸泡在會引發疾病的細菌與病毒的膿湯裡。有常識的人都知道接下來會發生什麼事，而且這些事一定會發生。細菌們會持續不斷地進入我們的血液，大肆破壞，將所到之處毀滅一空。

一旦病菌進入血液後，它們便可以隨心所欲地前往各處，你的心臟、你的肺部、你的肝臟，亦或它們可以散布蔓延至你的全身。就像有些細菌喜歡住在你的牙齒上或舌頭上一樣，那些進入血液的細菌跟病毒也會聚集或入侵一些特定的組織裡。正因如此，嘴巴裡的細菌可以導致局部性的病症，像是關節炎（關節）以及感染性心內膜炎（心臟），當然也能導致系統性的疾病，像是糖尿病。（參考：第84頁）

微生物學裡有一句格言是這麼說的：「**任何一種微生物只要不是處在原生環境裡，都應該被視為病原。**」換句話說，在正常的情況下，應該住在你的口腔中的細菌，就應該待在口腔中。但如果它們進

入了你的血液，也就是它們不應該存在的地方，這些細菌就會引發嚴重的感染症。任何一種微生物，無論它在口中或消化道裡是多麼良性的菌種，一旦進入血液裡，就會成為引發疾病的猛獸。

　　你的口腔中藏有上百種的細菌、病毒、真菌與原生菌。新的物種還在不斷地被確定中。我們對大多數已被發現的物種的了解，少之又少，更不用說如果它們進入血液裡會對身體造成什麼影響。因此，口腔的微生物可以潛在地引起或促使任何一種健康的問題，即使病症看起來和傳染微生物沒有關聯性。

毒牙之首——根管治療後的死牙

　　十九世紀前和二十世紀初期，醫學期刊上登出了多份研究，描述和記錄局部型感染學說。（註4～註8）西元一九二三年時，牙醫外科博士威斯頓・普萊斯（Weston A. Price，D.D.S.），彙編了兩冊，總計一千一百七十四頁的書，其中詳實記載著局部型感染學說（focal infection）以及包含了大量的案例研究。兩本書名分別是《牙齒的感染症，口腔和系統，第一冊》（Dental Infections, Oral and Systemic, volume I）以及《牙齒的感染症與退化疾病，第二冊》（Dental Infections and the Degenerative Diseases, volume II）（請參閱參考書目）。這些書是普萊斯博士和他的同事們長達二十五年來研究的心血。

　　威斯頓・普萊斯博士在他那個年代是最德高望重的牙科研究學者。他是美國牙科協會研究部的主席。他的研究團隊由全國六十位頂

尖科學家組成，其中包括知名學者臨床醫師查爾斯·梅約（Charles H. Mayo），他是北美外科臨床醫師大會的主席，也是梅約診所（Mayo Clinic）的創辦人；臨床醫師維克特·伏恩（Victor C. Vaughan），他是密西根大學醫學院的院長、美國醫療協會的主席；臨床醫師佛蘭克·比林斯（Frank Billings），他是芝加哥大學醫學院的主任；還有臨床醫師小米爾頓·羅西瑙（Milton J. Rosenau），他是哈佛醫學院預防醫學與保健的教授。

九○年代早期，牙科醫學的科學與實踐都進入了一個新的紀元。以牙科醫師來說，補牙醫療和根管治療早已成功施行多年。根管治療是在牙齒損壞的情況已惡化到無法挽救時，所施行的治療，與拔除壞齒並填補人工新齒不同，是將壞死的舊牙得以保留在原處。牙齒中柔軟的牙髓組織如神經和血管會被抽取出來，並進行消毒，在窩洞處會填上一種堅硬有如橡膠般的材質，接著這個牙齒會被密封並且蓋起來。人們假定這樣的過程可以清除所有的感染性。

在觀察許多病患後，普萊斯博士懷疑根管治療後的牙齒都有嚴重的感染。他的其中一位患者是一位女士，患有嚴重的關節炎，關節腫脹變形，以致於根本無法行走，她坐輪椅已長達六年的時間。當時，**牙科醫師早就已經知道如果拔除壞齒，關節炎和其他病症也會一併屏除。**雖然她的X光片上，沒有顯示根管治療的牙齒有任何受到感染的證據或症狀，但那顆牙齒還是被拔除了。

這顆壞齒被清洗乾淨，並以手術植入一隻兔子的皮膚底下。不到兩天，這隻兔子也開始出現像普萊斯博士的病患一樣的類風濕性關節炎症狀，並且癱瘓。十天後，這隻兔子就死於感染症。而這名病患，拔除壞齒後，奇蹟似地復原了，現在她不需要任何協助就能靠自己的

腳行走，並重新拾起過去的興趣，做起精緻的針線活。普萊斯醫生鼓勵其他長期受到不治的健康疾病問題所苦的病患們，將他們作過的牙根填補的牙齒拔除。

他的研究沒有就此停止，這些被拔除的壞牙接著被一一植入兔子的體內。最後，他已經可以從壞齒裡取出細菌，並將這些培養出來的細菌注入到兔子的體內。幾乎每一個實驗例子都如預期中的發展，兔子都出現了和病患相同或相似的疾病。

如果患者有腎臟方面的問題，那麼被植入該壞齒細菌的兔子就會出現腎臟疾病；如果是眼疾，兔子的眼睛就會出現感染症；心臟疾病、風濕症、胃潰瘍、膀胱感染、卵巢病症、靜脈炎、骨髓炎，不論是什麼疾病，被植入壞齒細菌的兔子很快就會出現相似的感染症。這些感染症都被證明是非常具有破壞性的疾病，感染後，大多數的動物都在兩個星期內就會死亡。

為了證明並非所有的牙齒或者外來物，植入動物體內都會導致疾病，健康、殺菌後的牙齒和其他消毒過的物品，例如像錢幣，也被拿來作實驗。當這些物品被植入兔子的皮膚裡時，並沒有發生任何的感染症。這些兔子的身體一樣健康。

普萊斯博士做了數百次的實驗。有一位患者在一顆阻生智齒周圍長了一顆很大的囊腫，這位患者有結腸炎，導致他每三十分鐘就要排便。囊腫裡的內容物被接種至兔子的身體裡，每一隻被接種的兔子都出現腹瀉的症狀，還有好幾隻都得到嚴重的痙攣性結腸炎。

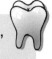

「政府統計數據總是將退化疾病歸於年老病症，不幸的是，有許多人從三十歲開始就已經開始因為年老病症慢慢死去。」

——牙醫外科博士威斯頓·普萊斯

　　兔子不僅出現和病患相同的症狀，而且也出現其他的病症，這樣的實驗結果很常見。例如，從患有關節炎的患者被拔除的牙齒培養出來的菌，被接種到四隻兔子身上。這四隻兔子都出現急性的風濕症，而且其中兩隻感染到肝臟病，一隻有膽囊病變，一隻有腸道障礙，還有兩隻出現腦部病變。

　　有三隻兔子被接種了一顆牙齒中的病菌，該病患有肌炎（肌肉發炎）、神經炎（週邊神經發炎），以及長期的下背疼痛。這三隻兔子都出現風濕症和肝臟病症，其中兩隻出現心臟病變、腸道症狀以及腎臟病，附帶一提，另一隻出現肺部疾病和膽囊病症。

　　細菌是有害的，但是它們的代謝產物（毒素）所造成的傷害更大。普萊斯博士從一位患者的牙齒中培養病菌，該患者受嚴重的結腸炎所苦，導致他每十五分鐘就要排便。接種這種細菌的兔子們也出現腹瀉的症狀，同時還有胃部、膽及肝臟的病症。這種細菌隨後經由過濾，只留下它們所製造出的毒素。當這些毒素被注入兔子體內時有44%的兔子出現腸道病症，67%的兔子有肝臟問題，還有33%的兔子有心臟疾病。

　　受長期病症所苦的病患，在拔除口中壞齒後，通常都會迅速復原，這證明了牙齒健康和慢性病症之間再清楚不過的因果關係。

　　細菌不是唯一引發病症的微生物。我們的口腔同時也裝滿了病毒、真菌，還有原生菌（單細胞動物）。普萊斯博士記錄了一個病例：有一位女士因為壞掉的臼齒，所以在脖子上長了一顆巨大的膿腫，即使拔除了壞齒，這顆膿腫還是存在，並且抵制了數個星期的治療。針對裡面的膿進行採樣化驗，結果驗出大量的變形蟲，即單細胞寄生蟲，正是引發感染的原因，而專治變形蟲的療程消除了感染症。普萊斯發現，牙周病囊袋裡，幾乎都可以找到這種變形蟲，而且還有一則病例是，這種寄生蟲滲入顎骨裡。

　　普萊斯博士發現口腔中的細菌不僅能散布至身體的其他地方，還能對患者的血液品質造成影響。他發現特定的白血球在其他細胞增加時，會減少數量，成熟的紅血球數量也會有些微的改變；血友病，也就是出血症狀，正是一種常見的病症；**長期的感染會讓血管壁發炎，並讓血壓增加，血糖濃度也會增加；體內的鹼性貯存物會降低，促使身體產生酸中毒，尿酸和氮素滯留也會提高；血液中的游離性鈣離子會產生變化，變得比正常值還要高或是過低。** 這些所有的變動都會引發或加劇非傳染性疾病。心臟病、偏頭痛、糖尿病、骨質疏鬆症、荷爾蒙失調，以及其他和感染症不相干的病症，都可以感受到口腔健康的影響。（編註：正常的血液酸鹼值可經由每日早晨的第一泡尿液中得到客觀的測量，尿液中正常的ＰＨ值應介於6.5-7.5當中，過與不及都顯示體內有酸中毒的現象。）

　　普萊斯博士並非唯一從事這類研究的人。二十世紀的前三十年間，有許多的研究學者也做過類似的研究，而且研究結果也出乎意料地相似。

　　全球知名的梅約診所的創辦人，臨床醫師查爾斯·梅約，在接下

來的幾年內，因爲觀察外科和牙科病人，因此，對局部型感染很有興趣。（註9）愛德華‧羅斯瑙醫師（Dr. Edward C. Rosenow）被任命爲梅約診所一個研究團的主席，這個研究團隊專門致力於局部型感染研究。經過二十幾年，羅斯瑙醫師已經針對這個研究主題發表超過兩百份以上的科學報告。

羅斯瑙醫師是一位有條不紊的細菌學家，他總是戰戰兢兢地細心培養細菌。他所做的一連串實驗，都小心翼翼地紀錄了兩種現象，這兩種現象是由從牙齒和牙齦中隔離出來的微生物演示的「**選擇性定位**」（elective localization）與「**嬗變**」（transmutation）。

「選擇性定位」指的是特定細菌在體內特定位置的選擇性偏好。舉例來說，從一個病變的肝臟中所取出的細菌，被注入另一個動物的體內時，也會優先感染被注入動物的肝臟。同樣地，有特定健康狀況的病患口中的細菌，被注入實驗室動物體內時，該動物也會出現類似的病症。例如，羅斯瑙醫師演示了當關節炎患者口中分離出的鏈球菌被注入實驗動物時，動物也會引發關節炎；從胃潰瘍患者口中取出的鏈球菌，被注入犬隻體內後，犬隻的胃部和腸道也會引起病變；從膽囊炎患者口中取出的細菌也可以促使動物的膽囊發炎。這些結果精確地和普萊斯醫師所獲得的結果不謀而合。

羅斯瑙博士觀察到的第二種現象「嬗變」，其演示出特定的細菌，特別是鏈球菌，可以改變它們的形態。在培養細菌的時候，藉由改變培養環境，就能讓細菌滋長，例如氧化、含糖量、溫度等，細菌都可以迅速適應新環境。在這些過程中，它們變得更小、更致命，副作用產生的毒素也更多。需要氧氣的好氧生物，會轉變爲厭氧生物（不需要氧氣），而這樣的轉變也讓細菌更具毀滅性。（編註：在臨

床上可觀察到：原本潛伏肺部的耗氧結核菌，經由胸椎進入背脊，由於棲位的改變「嬗變」爲更致命的厭氧結核菌而使宿主癱瘓。）

鏈球菌（streptococci），這種口腔中常見的細菌，有適應各種環境的良好能力。一九四〇年代，就在抗生素發表不久後，就發現了鏈球菌具有調節適應力的特色。鏈球菌會嬗變變得對藥物免疫。現在，常會看見抗藥性病菌被稱作「超級病毒」，這是因爲它們可以對一種或數種抗生素免疫。當鏈球菌進入牙根亦或遷移至心臟或關節時，它們就會演化，變得更危險，而且極有可能會引發嚴重的病症。

一九四〇年，辛辛那提大學（the University of Cincinnati）生理學系的教授，馬丁・費夏（Martin H. Fischer），同時也是一位臨床醫師，出版了一本叫作《死亡與牙科》（Death and Dentistry）。在這本書裡，費雪醫師摘錄了四十幾年來針對局部型感染的研究。他記錄了範圍廣泛的相關疾病，其中包括腎臟疾病、膽囊病症、肺炎、支氣管炎、氣喘、胸膜炎、甲狀腺功能亢進症、甲狀腺功能減退症、眼疾、帶狀皰疹、多發性硬化症、衰老症、咽喉炎、胃炎、盲腸炎、結腸炎、皮膚病、偏頭痛、高血壓和其他許多病症。

不幸的是，就像早在十七年前，普萊斯所出版的那兩冊書籍一樣，這本書並沒有受到應有的重視。儘管證據都支持局部型感染學說，而它始終只是一種學說。許多醫師並沒有採信這套理論。他們要求更多的研究和更多的資料。

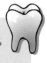

「就如癌症細胞移轉一般，牙齒和扁桃腺裡的微生物也
會轉移至其他器官，並和癌症細胞移轉一樣讓情況惡化。」

──臨床醫師愛德華・羅斯瑙

　　一九四〇年初期，隨著盤尼西林（Pecicillin，青黴素）的問世與
大量生產，以及隨後陸續問世的其他抗生素，傳染病被認為已經成為
過去式。傳染性疾病，不論是否為原生疾病，都能藉著抗生素作治
療。此外，有更先進、更新穎的牙科技術可以修補牙齒，讓牙齒免於
被拔除的情況。大眾便不再接受要移除口中可能的感染病灶的理論。
就這樣，局部型感染學說因此黯然失色。因為牙齒可以被保留下來，
而感染病症也能輕易地被抗生素治癒。局部型感染學說就這樣被撇在
一旁，被大眾忽視，隨著時間流逝，最終遭到遺忘。（編審附圖37）

了解齒科健康和系統性疾病

 患有牙齦疾病的人發生心臟病的機率，比沒有牙齦疾病的人，高出三倍。

 患有牙周疾病的人罹患冠狀動脈疾病的機率，比沒有牙周病的人，多出兩倍。

 罹患嚴重牙齦疾病的人，中風的機率高出兩倍。

 患有第二型糖尿病的人，比沒有糖尿病的人，出現牙齦疾病的機率高出三倍。

 在施行牙科手術後的不到一分鐘內，感染處的微生物可能會隨著血液循環散布至心臟、肺部，以及周邊毛細血管系統。

 對於看了這些資料依然存疑的人，我也從已發表的上百份已刊登的研究論文中摘錄了一部分內文，提供給針對主題想進行更深入研究的人作參考。

局部型感染學說與近代科學之印證

　　雖然局部型感染學說數十年來，都被牙科醫師和醫生們忽略了，但它並沒有就這樣消失。有太多牙科健康和系統性疾病之間的關聯性不斷地浮上台面。年輕的研究學者並不知道早年的局部型感染學說，但他們自己發現了這之中的關係。醫學和牙科期刊裡，開始又出現大量的研究報告，指出許多急性和慢性病症與口腔健康之間的關聯性。二十一世紀，局部型感染學說戲劇性地重回舞台。現在它已被全球接受，但很不幸地，大多數的醫生仍然不將這個學說當作一回事。

　　局部型感染學說目前已經有完整的記載，詳盡地記錄讓它不再只是一個理論，而是一個事實。現在，只要是心臟病患者或是有人工關節的人，都會特別被視爲是這類型的感染症，並且在沒有先使用抗生素治療之前，不能進行任何牙科手術。

　　過去這些年來的研究，已經將口腔菌群和出乎意料地大量與健康問題連結在一起。除了最顯著的感染病症，**例如顎骨、鼻竇、眼部、頭部和頸部病症之外，還有一些完整記載的研究顯示，心臟疾病、動脈粥狀硬化（動脈硬化）、關節炎、肺部感染、骨質疏鬆症、糖尿病，以及懷孕危害的結果都包含在內**。西元二〇〇〇年時，美國衛生和公眾服務部發布了一篇來自衛生局局長針對口腔健康的報告。在這份報告中，口腔健康和系統性疾病之間的關聯性，都被清楚地條列與記載。（註10）（編註：鼻腔炎症是上頜骨（上排齒）牙根部所形成的發炎，會穿透鼻腔底部導致鼻部過敏鼻竇炎，甚至是鼻咽癌的重要因素。研究顯示：鼻腔炎症與多發性硬化症（因自體免疫造成的腦神經髓鞘損傷）的產生亦有相當大的關聯性，如果充塡物爲汞合金其後果

更令人擔憂。）

　　本質上來說，雖然所有的醫師和牙科醫師都接受了局部型感染學說，但它還是沒有獲得應有的重視。其中一個原因是，醫生們認為使用抗生素解決次要的感染病症比較容易。另一個原因則是因為大多數的醫生並沒有真正體認到，局部型感染足以影響全面的健康狀況。結果，局部型感染學說還是沒有獲得太多公開的支持。第一次聽到這個學說時，你肯定覺得這件事聽起來不合常理，而心存懷疑。

　　在接下來的章節裡，將會有證據顯示口腔健康和許多常見健康狀況之間的關聯性。

心血管的健康

　　心血管系統包含心臟和血管。在局部型感染學說裡，最廣泛記載的證據是在心血管方面的研究。局部型感染的過程，可以在感染性心內膜炎（心臟內膜和心臟瓣膜的感染病症）的病例裡清楚呈現。（註11～註19）追溯回一九六五年，《牙周病學研究期刊》（Journal of Periodontal Research）就曾經報導過，**有20%的心臟病症患者都在做了牙科手術後（包含定期的洗牙）後的數星期裡，出現細菌感染性心內膜炎。這種感染症會破壞心臟瓣膜，導致心臟衰竭。裝有人工心臟瓣膜與支架的患者是高風險感染群**，所以他們在做牙科手術的前後都必須要服用抗生素。

　　在二尖瓣膜脫垂症、風溼性心臟病（Rheumatic Heart Disease，RHD）、先天性心臟病以及心雜音的病例裡，只要患者須進行牙科手術，抗生素就會被當成預防措施，因為所有人都知道口腔中的細菌，

可以不費吹灰之力攻擊與感染本來就已經很脆弱的心臟。

最常見的心臟病，同時，也是全球死因之冠的冠狀動脈性心臟病（coronary heart disease）。冠狀動脈性心臟病會導致心臟病發作以及中風。好發原因為粥樣硬化斑塊在動脈裡逐漸堆積，在心臟病發作的病例裡，是因為堆積在冠狀動脈；而中風的病例裡，則是因為堆積在動脈。多年以來，這種病症的主要影響因素都被歸類在飲食與生活習慣。飲食和生活習慣無疑扮演著重要角色，而另一個非常關鍵的因素就是牙齒健康。

近年來，局部型感染研究其中一個最耐人尋味的發展，就是感染症與心臟病發作以及中風之間的關係。有大量的醫學報告皆指出心臟疾病和慢性病細菌與病毒感染症之間的相關性。一九七〇年代，研究學者發現，**當動物經由實驗感染皰疹病毒時，該動物的動脈便會出現動脈粥樣硬化**。一九八〇年代，也有相關的研究報告，內容是人類感染了一些細菌（例如幽門螺旋桿菌〔Helicobacter pylori〕以及肺炎披衣菌〔Chlamydia pneumoniae〕）還有特定的皰疹病毒（特別是巨細胞病毒〔Cytomegalovirus，簡稱CMV〕以及單純皰疹病毒第一型〔HSV—1〕）。舉例來說，一份報告中，芬蘭赫爾辛基大學的研究學者發現，**四十位心臟病發作的患者中，有二十七位患者，以及患有心臟疾病的三十位成年男性中，有十五位患者，都帶有和披衣菌相關的抗體，而這種抗體已知是最常引發牙齦疾病與肺部感染的原因。在沒有罹患心臟疾病的採樣者中，四十一個人裡，只有七個人有這種抗體。**在另一份報告中，德州休士頓貝勒醫學院（Baylor College of Medicine）的研究學者發現，**進行過動脈粥狀硬化手術的患者中，有70%的人體內有巨細胞病毒（CMV）的抗體，而其中只有43%的抗體**

可以受到藥物控制。

　　一九九○年代初期，當研究學者在動脈的粥樣斑塊裡，發現了細菌的殘存，這時出現了更多的證據支持感染症和心血管疾病之間確實有所連結。

　　最先在動脈粥樣硬化斑塊裡發現微生物的人是布蘭特・謬勒斯坦（Brent Muhlestein），他是鹽湖城後期聖徒醫院（LDS Hospital）和猶他大學心臟科醫師。謬勒斯坦和他的同事從九十位心臟疾病患者的冠狀動脈粥狀斑塊樣本裡，發現79%的採樣裡有披衣菌。相較之下，正常人的動脈壁裡，只有不到4%的採樣有披衣菌。

　　細菌和病毒不斷的演化，對心臟疾病的形成有著重大的影響。更耐人尋味的是，被認為引發心臟疾病中的重要兇手（微生物），在一般情況下，並不會住在血管裡，但它們卻是口腔中常見的微生物。口腔中的微生物菌落會是主要源頭嗎？這是下一個需要解答的問題。研究學者檢視牙科資料庫，發現有牙科感染症的人罹患心臟疾病與發生中風的風險較高。

　　好幾份報告都發現，心臟疾病患者口中的牙齒損壞以及牙齦疾病，都比一般民眾來得高且多。反過來也是如此，牙齒不健康的人，比較有可能會心臟病發。在這些研究報告裡的實驗對象都改善了他們的牙齒健康，接著持續追蹤好幾年，觀察那些牙齒不健康的人是否比較可能罹患心臟疾病，而結果的確是這樣。（註20）舉例來說，紐約大學水牛城分校的牙醫博士羅伯・真可（Robert J. Genco）歷時十年的時間，研究了一千三百七十二個人，他發現患有牙齦疾病的人罹患心臟疾病的機會比一般人多三倍。（註21）在全國健康檢查及營養調查（National Health and Nutrition Examination Study）裡，**牙齦發炎的人**

罹患心臟疾病的風險會增加25%。（註22）而曾經罹患牙齦疾病的人，也是罹患心臟疾病的高風險群，這表示牙齦疾病並沒有完全被治癒。同時他們也發現，**牙周病愈嚴重，出現心臟疾病的風險也愈高。**

在已開發國家，**每兩位成人就有一人有幽門螺旋桿菌、肺炎披衣菌或巨細胞病毒的抗體，**這些都是口腔中常見的細菌。抗體的存在並不完全表示它們會主動侵蝕或已經罹患心臟疾病，但確實是同時發生感染的徵兆。這些微生物引發的感染症，通常會是無限期的糾纏。例如，一旦染上皰疹，這種病毒便一輩子都存在。而免疫系統的效用會決定這種病毒所引發的麻煩程度。免疫系統愈脆弱，感染症就愈可能會爆發並且帶來問題。

當這些微生物進入血液時，它們會刺激動脈壁，引發慢性、輕微、沒有明顯症狀的感染症。當微生物完全占領動脈壁時，它們就會摧毀動脈細胞。而此時，動脈壁上的血小板、膽固醇、蛋白質和鈣質的結合物為了要治癒傷害，便會鞏固起來，形成斑塊。（註23）

數種常見的口腔菌種，包括**血鏈球菌**（S. sanguis），是牙菌斑中的主要菌群，也證實和心臟疾病是相互連結的。當黏在牙齒上、形成牙菌斑和堅硬結石的細菌進入血液時，它們也做同樣的事，只不過這次是發生在動脈壁上。

在某些程度上，**每個人的口腔中，幾乎都能找到血鏈球菌，**這取決於個人口腔健康，它在動脈斑塊和血液凝結的過程中，扮演著關鍵的角色。這種微生物會讓血液的濃稠度變高，促使血液凝結，而且這也是多數心臟病發作和中風發生的主要因素。

這種菌群被一種蛋白質的表面罩著，稱為**血小板凝集結構蛋白質**（platelet aggregation association protein）。這種蛋白質就像強

力膠，會**導致血球彼此相黏，讓血液變得濃稠並且凝結。一旦血液變濃稠，心臟就必須更使勁地加壓讓血液通過血管。血壓也就跟著升高了。**當血壓升高時，會對動脈壁施加更大的壓力，這樣會刺激動脈壁產生小裂傷，而膽固醇、黏黏的血小板、蛋白質與鈣質會修補這些傷口，但這些傷口也會引起發炎。如果因爲長期以來的高血壓，或是受到各種微生物入侵，就會演變成長期的發炎，然後膽固醇、鈣質等會繼續堆積，形成動脈斑塊。鈣質會使斑塊變硬，這就是講到動脈斑塊或動脈粥狀硬化時，會使用「動脈硬化」一詞的由來，而這個名詞也已正式被使用。

當斑塊堆疊時，動脈開口處會變窄，濃稠的血液就會有凝結的傾向。並因此容易堵住供給心臟或腦部的動脈，所以**血塊促發了多數的心臟病和中風**。雖然動脈會因斑塊而變得狹窄，但最後一根稻草往往是在已經狹窄不堪的動脈裡所新形成的血塊。

分析動脈斑塊時，有更多的證據顯示，口腔細菌和心臟疾病的發生有關。研究學者在17%的年輕人以及80%的老年人口中，發現這些細菌的殘存。（註24）而這個結果顯示出，當我們的年紀日漸增長時，動脈感染的機率也會增加。這種說法合情合理，因爲年紀就是心臟疾病的一個風險因素——年紀愈大，愈有可能會死於心臟病或中風。**研究學者也在動脈斑塊裡發現活生生的口腔細菌，這個發現也因此演示了這些細菌確實有參與斑塊形成的過程**，可謂罪證確鑿（註25）。這強化了一個證明——口腔蛀牙中的活菌已經成爲血管壁中的細菌。而這些細菌已有能力摧毀口中的結締組織（connective tissue），這就表示當動脈壁受到感染時，它們會在動脈粥狀硬化斑塊形成時「貢獻」一己之力。

　　研究更顯示口中的**牙周病細菌數量和動脈堵塞形成有關**。也就是說，你的牙菌斑和牙齦疾病愈多，就可能有愈多的動脈斑塊。

　　將口腔細菌和心臟疾病連結起來的研究非常廣泛，（註26～註32）病毒也包含其中。（註33）單純皰疹病毒第一型（Herpes simplex virus 1，HSV－1））已被證實是其中一個禍害。主要好發為口腔皰疹，患者會在嘴巴邊緣出現唇皰疹（cold sore或fever blister）。在嘴巴時，這種皰疹看似無害，而一旦病毒進入血液，就會變成洪水猛獸。（編審附圖38）

　　事實證明，口腔中的微生物能進入血液，散布到全身各處，影響生理運作。如果口腔中的細菌可以破壞動脈和心臟，那麼同時危害其他器官也絕非難事。而且它們也真的會這麼做，尤其在你的免疫力低下的時候。

奪命毒牙

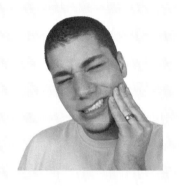

　　一般來說，像齲齒或牙痛這類的齒科問題，雖然疼痛，但只要去看牙醫，很快就能紓解。但是，牙齒損壞和牙齦疾病並沒有跟著解決，它們是一種慢性疾病。它們可以是造成系統性感染病症和退化病症的根源，而且最終會導致死亡。沒錯，一個單純的牙痛會致死。如果因為不良飲食和惡劣的生活習慣造成免疫系統衰弱，那麼一個局部病灶就可以讓病情惡化，甚至可以致人於死。

　　死亡證明上的死因為齒科問題是非常稀少的事。通常死亡原因都會被歸為身體其他地方的二次感染併發症。

　　十二歲的迪蒙特‧德賴佛（Deamonte Drive）無視口中一顆牙齒的疼痛感。他的母親要撫養五個孩子，而且當時沒有工作，所以沒有辦法馬上去看牙醫。不久後，牙痛好像消失了。但是疼痛似乎轉移到他的頭部。變成頭痛之後，迪蒙特疼痛難耐，於是迪蒙特的媽媽將他送到南馬里蘭醫院的急診室。

　　迪蒙特的頭痛是由一個腦部膿腫引起的，是腦部裡的一個細菌性感染。感染源來自他之前一直抱怨的那顆壞齒。那顆壞齒已經化膿，細菌開始蔓延，進而引發男童腦部的二次感染。

　　有一些造成牙齒腐壞和牙齦疾病的鏈球菌種會堆積在神經組織裡。它們可以從一顆壞齒經由神經遷徙，進入腦部或脊柱，然

後引發二次感染。這就是發生在迪蒙特身上的事。

迪蒙特動了兩次手術，並拔除了那顆壞齒。手術結束的數個星期之後，他的情況似乎好轉了，他和物理與職能治療師們進行復健，重新練習使用他的右手臂和右腿，因為腦部感染和手術造成了神經損壞。儘管牙齒拔除的缺槽已經做了徹底的消毒，而且男童也有服用抗生素，感染症依然存在，而且繼續蔓延。不到幾個星期的時間，迪蒙特腦內的感染症又回來了，這一次是回來復仇的。他再次被送進醫院，但是這一次為時已晚。在醫生來得及伸出援手之前，迪蒙特已經回天乏術。迪蒙特的逝世是腦部膿腫造成的，但是真正的罪魁禍首是那顆壞齒。

在另一個病例中，一名被送到醫院的五十七歲男子，抱怨著嘴裡的牙痛帶來發燒還有右臉頰與脖子的腫脹。這位男士是一名糖尿病患者，而且還因為飲酒過量飽受肝硬化所苦。很明顯地，他的免疫系統因為糟糕的生活習慣而受損，已經負擔過重。儘管已使用抗生素療法，他的症狀還是惡化了。來自壞齒的感染症最終還是蔓延至他的肺部（肺炎）、腎臟與肝臟。在醫院治療了三十五天之後，這位患者還是死於多重器官衰竭。抗生素毫無用處。他口腔中的感染源持續引發全身感染，直到帶走他的性命。雖然他的死亡是因為其他的健康狀況，讓他變得愈來愈虛弱，但就像迪蒙特的病例一樣，真要說的話，都是因為那顆壞齒引起的。

相較而言，年輕人和其他健康的人，也會受到影響，就和那些年長者與健康狀況不良的人一樣。一名沒有嚴重病症的十九歲女子，拔除了口中的一顆壞齒。不久之後，她出現胸痛的症狀。雖然她在進行牙科手術的前後都服用了抗生素，**壞齒的細菌還是蔓延至她的心**

臟。拔除牙齒的十三天後，她死於感染引起的心臟疾病。

雖然感染致死的情況不全然是牙齒引起，但發生的次數確實比我們想的還要多。（註99～註103）在大多數的案例中，牙齒感染致死的原因並沒有被報告出來，或是沒有被發現，通常都是二次感染成為死因。大多數的病例中，**患者都是營養不良、免疫力低下、血漿中維生素C濃度不足或同時還有其他的健康問題，而這些都會讓情況惡化。**如果牙齒感染會致死，那麼它絕對也會引發其他的健康問題。就算是飲食習慣良好、注重自身健康的人，也會被牙齒影響健康。

關節炎

關節炎的病徵是關節發炎與疼痛。關節炎會造成關節變形，這也是五十五歲以上的成人不良於行的主因。目前沒有治癒的方法，而且這種疾病通常只會惡化，藥物只能緩和症狀。在嚴重的病例中，甚至需要置換關節。這種病症通常好發於中年，但是發病時間有愈來愈年輕化的趨勢。

從古至今都有關節炎像瘟疫般的紀錄。古希臘和羅馬的文本裡都有記載，也可以在埃及的木乃伊身上找到證據。檢查世界各地的人的骨頭，古代人和現代人的骨頭，顯示關節炎一直都存在，牙科疾病也是。舉例來說，古埃及人和我們都受到相同的疾病所苦，有關節炎、動脈粥狀硬化以及牙齦疾病。牙齒磨耗、齲齒和牙膿腫說明了一些埃及人的牙齒健康狀況不良。有趣的是，**在牙齒健康狀況良好而且少有齲齒的人口中，關節炎、動脈粥狀硬化以及其他常見的衰老退化病症也都很少見，甚至不存在。**

其中一個最常被報導出來的齒科疾病治療結果，是對關節炎的影響。當壞齒被拔除時，關節炎的症狀也會迅速消失。這兩者之間的關聯性，早在西元前七世紀時，古亞述人就已經注意到了。三百年後，希波克拉底斯（Hippocrates）也注意到這個關聯性。十九世紀初，一位賓州的醫生，同時也是簽署美國獨立宣言的班傑明·羅許（Benjamin Rush）醫生，指出他的一些**患者在摘除壞齒後，關節炎也離他們而去。**一八○○年代晚期和一九○○年代初期，許多牙醫師也指出一樣的現象，當時在醫學期刊上也有許多相關的報告。即使到了現在，有時還是會有患者告訴他們的牙醫師，他們在接受牙科治療

之後，關節炎也得到紓解。（註34）然而，大多數的患者並未和他們的牙醫師討論此事，因爲按照常理，關節炎和牙科並沒有關係，所以也就沒有提及此事的必要。因爲復原都在施行牙科手術數個星期後才發生，所以許多患者壓根不會將兩者聯想在一起。

十九世紀晚期和二十世紀初期時，第一份將慢性局部性感染與關節炎作連結的現代醫學報告出版。（註35～註39）威斯頓‧普萊斯博士在一九二○年代時出版的鉅作，也支持這樣的關聯性。在普萊斯博士的報告中也指出在大量的病例中，患者都在拔除壞齒之後，關節炎也獲得紓解，還有當這些牙齒被以手術的方式植入兔子的皮膚下時，兔子們也出現了關節炎的症狀。

最近，一些研究也表示口腔中的細菌會引發關節炎。（註40～註42）學者蘭斯（Lens）和比爾森（Beertsen）也做了和威斯頓‧普萊斯相似的實驗。（註43）他們不像普萊斯一樣，將壞齒或細菌植入實驗動物的皮下，蘭斯和比爾森是將抗原注入動物的牙齦裡。這麼做更能準確地顯示膝蓋關節發炎是出自這項實驗結果的產物。

一旦口腔中的細菌進入血液，它們就會開始集中到身體最脆弱的地方，並在這些地方引發感染。**特定的細菌無疑地特別喜歡關節，因疾病或創傷變得比較虛弱的關節，便會成為二次感染的主要部位。四肢或關節處如果已經換成人工關節或是義肢，也會成為感染的主要目標。口腔中的細菌隨時都做好準備要攻擊這些位置。**（註44～註47）正因如此，有這些問題的病患，在施行任何牙科手術的前後，都會例行使用抗生素。（編審附圖39）

肺部與支氣管感染

　　將你口中所有的牙齒拔除可能會對你的肺部有好處。為什麼？有人觀察到特定的肺部感染症，在完全沒有牙齒的人身上鮮少發生。（註48）我並非建議你將所有的牙齒都拔除，但是有好幾份研究報告，都指出口腔健康與呼吸道疾病之間的關聯性，例如像是肺炎和慢性阻塞性肺疾（chronic obstructive pulmonary disease，COPD）。（註49～註52）慢性阻塞性肺疾屬於一類緩慢並且逐漸惡化的呼吸道疾病，病徵是會逐漸喪失肺部功能。這種類別的病包括肺氣腫（emphysema）、慢性支氣管炎（chronic bronchitis），還有氣喘。

　　口腔和肺部之間互相關聯並不令人意外。假使口腔滿是細菌，那麼有些跑進我們的肺部也是合理的。想當然爾，如果我們口腔中有很多有害的細菌種類，它們就可能會引起肺部和呼吸道的毛病。

　　住在口腔中的細菌常常會引起支氣管和肺部的病症。肺炎鏈球菌，一種常見的口腔禍害，正是細菌型肺炎常見的發病原因。披衣菌、黴漿菌（Mycoplasma）以及奈瑟氏菌是其他可以引發肺炎的細菌。雖然這些細菌常常在我們的口腔和呼吸道中，但它們不會每次都帶來麻煩。在正常的情況下，身體的免疫系統會擊退這些麻煩製造者。但是長期的過度壓力、營養不良，或是其他的感染症下，免疫系統的抵抗力會降低，這時這些微生物就會迅速地失去控制。**當一個人的抵抗力變差時，細菌就會用自己的方式進入肺部，並且讓肺泡發炎。肺部會充滿液體，阻擋氧氣送進血液之中，這就是罹患肺炎時發生的事。**肺炎是一種影響各年齡層的常見疾病，而且也是老年人或長期臥病患者的主要死因之一。

氣喘是另一個常見的呼吸道毛病，也是一種慢性病，它會影響空氣在肺部呼吸道的進出。這些呼吸道偶爾會受到壓迫，進而發炎，並充斥著過多的黏液，讓呼吸變得困難。因為未知的原因，氣喘在西方人口中的好發率正在增加。一般人都相信，氣喘是無法被治癒的。

近年來，有愈來愈多的證據顯示，**大多數嚴重的氣喘都是由感染所引起的。**那麼感染又是從何而來？你猜對了，就是嘴巴！**嫌疑最大的群組是肺炎披衣菌，**一種常見引發肺炎的微生物。（註53）

在氣喘症裡，細菌會感染通往肺部的呼吸道，附著在黏膜上的細菌會引發刺激反應與慢性的輕微發炎，這樣的結果讓研究學者認為應該使用抗生素治療氣喘。使用這種方式的臨床研究已經證明此方式出乎意料地有效。（註54）

許多人都可以證明運用抗生素療法是能「治癒」氣喘的。「以下的故事能夠證明極度嚴重的氣喘也能被治癒。」吉姆‧昆藍（Jim Quinlan）這麼說道：「當一次幾乎致命的氣喘發作時，我被插管，而且心臟停止，離死亡只差一步！」

和許多氣喘病患者一樣，吉姆發病時症狀都非常激烈，無法成眠。「每一個夜晚都像在地獄一樣。我在醫院的急診室度過許多夜晚，因為我的氣喘完全失控，只有服用類固醇藥劑才能獲得紓解。我的房間裡有空氣清淨機，床邊擺了一台溼度調節器，暖爐上有特殊的電子空氣清淨機，床邊還放了一台有許多管子的呼吸器（供給噴霧狀藥物的機器）。我的房間和醫院的病房沒兩樣。儘管我已經備好所有的小工具，入夜後我依然無法呼吸，而且咳個不停，就算所有的窗戶都關起來了，鄰居還是聽得見我在咳嗽。」

一位藥劑師友人告訴吉姆，有一些新的研究報告將氣喘和細菌連

結起來。於是吉姆找到一位願意用抗生素治療他的醫師。起先，效果讓人失望。在他不再需要吸入器之前，一共花了六個月的時間，服用好幾輪的抗生素。將近一年的時間，他才終於覺得一切都正常了。

「現在我的氣喘已經完全被治癒了，過著活蹦亂跳的生活，我可以在海灘上散步，在佛羅里達的登山步道和公園裡健走。我還背著背包在阿帕拉契小徑（Appalachian Trail）走了數百英里的路，還在大沼澤地國家公園（Everglades swamp）的泥沼中以及水深及腰的沼澤裡，艱難地涉水走了四十英里。我從事這些健行活動時，沒有使用吸入器、沒有服用任何藥物，最棒的是，沒有氣喘。」

初步的研究顯示，高達60%的氣喘病例都是細菌引起的，但實際上的比例可能更高。對這類型的病例來說，抗生素應該有用，但以吉姆的病例，要花的時間可能更長一些。如果感染源是牙齒，那麼使用抗生素治療時，就不會像治療其他感染症一樣有效，因為細菌會藏身在牙齒深處，讓抗生素無法輕易發揮治療效用。幸好，吉姆很有毅力，持續進行治療，直到他看見成效。

妊娠併發症

牙齦疾病不僅會對你造成影響，同時也可能會對腹中未出世的孩子造成影響。口腔的細菌竟能對我們生活中的每個方面都造成影響，真的很不可思議。胚胎的發展，是另一個會直接受影響的層面。

牙周病症會對懷孕造成危害，增加早產的風險以及胎兒過輕。產下早產兒和體重過輕的寶寶的母親，患有牙周病的機率非常高。（註55～註58）研究顯示患有牙周疾病的孕婦生下早產兒或胎兒過輕，以及患有更嚴重疾病的機率是一般孕婦的7.5倍，牙周病會對孩子產生更大

的影響。（註59）

　　過輕的胎兒體重值為5.5磅（二千五百公克）或者更低。胎兒的體重影響不僅是胎兒的體型，同時也深深地影響著寶寶的健康。嬰兒的體重是他未來健康狀態最有力的指標。根據統計，體重過輕的寶寶，比正常體重的寶寶更有機會出現病症以及早夭。美國，每十三名新生兒中，就有一名體重過輕的嬰兒，在這些體重過輕的新生兒中，有四分之一的寶寶，出生後的一個月內就會夭折。

　　口腔中的細菌是如何影響胚胎發展的呢？研究報告顯示，**口腔中常見並且和牙周疾病相關的細菌，會找到方法進入懷孕婦女的羊水中**。（註60）羊水是懷孕過程中，圍繞在寶寶身邊的液體，任何對羊水的汙染，像是細菌入侵，都可能會對母體和寶寶造成危險。（編審附圖40）

了解懷孕和胚胎發展

　　牙齒健康狀況不佳的懷孕婦女，產下早產兒的機率比一般人高出7.5倍。

　　人體總共會長出52顆牙，我們有20顆乳（奶）齒以及32顆恆齒。52顆牙齒裡面，其中的32顆牙齒，在胚胎發展期間就已經開始生長了。

　　懷孕期間，維生素攝取不足會影響嬰孩的牙齒發展，造成牙齒不完美、口腔邊緣變形，以及牙齒不對稱，增加孩童發生牙科病症的可能性。

另一個在懷孕期間和口腔健康相關的病症是**妊娠毒血症，**（註61）這會發生在第二孕期的嚴重疾病，病徵是高血壓和水腫，其他的症狀有頭痛、暈眩、嘔吐、腹部疼痛以及出現視力障礙。**每二十個懷孕婦女中，就會有一個人出現妊娠毒血症。**沒有加以治療的話，就會發展成**子癲癇症，**這是一種會危急生命安全的毒血症，該病症會引起嚴重的抽搐、腎臟衰竭，甚至會造成母體或胚胎死亡。

在三份臨床醫學報告中，紐奧良市杜蘭大學（Tulane University）的研究學者判定，**牙科治療能減少57%的孕婦分娩時產下過輕胎兒的狀況，以及減少50%的早產兒。**

據估計有60%到75%的孕婦患有牙齦炎。所以已經懷有身孕或考慮要懷孕的婦女，都應該特別注意自己的口腔狀況，以確保她們和寶寶都身體健康。

胃腸道健康

口腔的禍害微生物可以藉由血液散布至身體各處，它們也能以其他方式進入體內。口中的微生物可以經由氣管進入肺部，它們也能往下經由食道進入消化道。我們每天都不斷地將口中蓬勃發展的微生物吞下肚，正常的情況下，它們只能帶來小小的威脅，因為胃酸和膽汁會讓它們起不了作用。但是，它們無法完全被殺死，許多細菌會逃過一劫，然後進入腸道。這是大多數微生物進到小腸和大腸的方式。大多數的微生物對我們的身體無害，並且能快樂地住在消化道裡。如果知道像大腸桿菌和白色念珠菌（Candida albicans）這種會對人體造成危害的微生物，竟然也是經由嘴巴進入腸道，你一定會覺得非常不可

思議。**幾乎每個人的嘴巴裡，都能發現大腸桿菌和念珠菌。**

念珠菌是單細胞真菌，或稱黴菌，它們住在整個胃腸道裡。局部念珠菌感染會在消化道的任何一處發生，也會在黏膜上或黏膜周圍發生。**鵝口瘡，一種常見的嬰幼兒疾病，就是口腔中的念珠菌過度滋長而發生。尿布疹也是由念珠菌引起的，陰道黴菌感染也是，通常會在服用抗生素之後才爆發，抗生素可以殺死細菌，但對真菌一點效用也沒有。**（編註：抗生素為黴菌的代謝產物，因此對黴菌產生不良作用。）少了細菌的競爭，黴菌會快速地加倍滋長，引發局部性與系統性黴菌（念珠菌）感染症。

幽門螺旋桿菌是另一種存在於口腔中，並且會引發胃腸道病症的細菌。幽門螺旋桿菌通常會和其他細菌結盟，成為牙齒上牙菌斑的一部分。它會轉移至胃部，啃食胃黏膜，產生帶來疼痛的潰瘍，也可能會引發胃癌。（註62～註63）90%的胃潰瘍都是由幽門螺旋桿菌所引起的。雖然我們每個人的口腔中幾乎都住著幽門螺旋桿菌，但是大多數人都沒有胃潰瘍的情況。如果你的胃很健康，那麼幽門螺旋桿菌所帶來的威脅小之又小。定期使用特定藥品、進行藥物治療，以及攝取某些食物會影響胃部裡的環境。止痛藥（阿斯匹靈、普拿疼）等胃食道逆流患者所吃的制酸劑會降低胃裡的酸鹼值，使細菌存活下來，進而鑽入胃壁裡，或進入腸道。過量飲酒會刺激並侵蝕胃黏膜，讓你的胃變得更脆弱，容易受到有害微生物的攻擊。壓力、營養不良和生病也都會降低免疫力，增加幽門螺旋桿菌感染的可能性。

牙周病變的微生物也被認為和發炎性腸道疾病（Inflammatory Bowel Disease，簡稱IBD）的發病有關係，例如像是潰瘍性大腸炎（Ulcerative colitis）與克隆氏症（Crohn's disease）。（註64）雖

然引起發炎性腸道疾病的原因仍然未知，但細菌和病毒一直以來都被認爲有嫌疑。威斯頓・普萊斯博士就有提出鏈球菌是發病因素的證據，一九三九年，哈佛醫學院預防醫學與衛生的教授，臨床醫師米爾頓・羅西瑙（Milton J. Rosenau）（請不要和先前討論過的梅約診所的愛德華・羅斯瑙醫師混淆）再次提出證據。**在《美國牙科協會期刊》**（Journal of the American Dental Association）**裡刊登的一篇專題中，羅西瑙博士將鏈球菌從胃潰瘍中隔離出來，接受採樣的病患當時正受結腸炎所苦。**他將細菌注入一些動物體內，結果牠們也出現了結腸炎。這位病患的腸道感染病源，原來是口腔中鑲假齒冠的第一小臼齒，這顆假牙的牙根裡長了一顆大膿腫。從膿腫中培養的細菌，隨後被植入一隻狗狗的牙齒中。X光片顯示，狗狗的牙齒也開始出現類似病患口中發現的膿腫。十六個月後，這隻狗狗也出現了潰瘍性大腸炎。**鏈球菌是口腔和消化道中正常的長駐菌，但是進到不健康的牙齒裡，它就會產生突變。**突變後的鏈球菌會轉移至身體的其他部位，像是胃腸道。在胃腸道裡它很顯然能引起潰瘍。由於常常能在腸子裡發現鏈球菌，所以會被忽略，沒有被視爲發炎性腸道疾病的病因。

最近，有一則發現患有發炎性腸道疾病的人，口中的蛀牙裡有不尋常的微生物入侵，這些微生物顯然也在這類型疾病的發展中軋上一角。其中一種微生物是小小的、會移動的細菌，叫作產琥珀酸沃廉菌（Wolinella succinogenes）。

直到最近，沃廉菌屬還是被視爲是無害的菌，因爲它是牛隻消化道中的一般長駐菌，在牛隻的消化道中它是無害的。就基因上而言，有兩種微生物會造成人體出現胃病：幽門螺旋桿菌與曲狀桿菌（Campylobacter jejuni）。在人體內時，沃廉菌屬會出現幾乎和幽門

螺旋桿菌一樣的毒素。在口腔裡時，沃廉菌屬通常會待在牙齒和牙齦間的空隙，還有牙根管的感染處。

　　克隆氏症、結腸炎以及其他刺激性腸胃症狀的發病原因，一直以來都是醫學上的謎團。我們現在已經找到一些嫌疑犯，這些可能的病源，直到最近，還被認為是不會對人體造成危害的源頭。比較醫學上目前已知的胃潰瘍知識與十年前的知識，當時許多醫生都反對由細菌引起的理論，他們相信胃潰瘍是由壓力或飲食所引起的，但是細菌理論最終獲得了驗證，所以現在大多數的胃潰瘍都以抗生素作為治療。

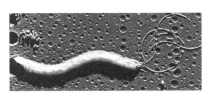

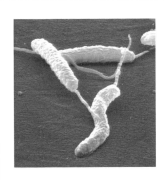

口腔中的細菌會對整個消化道的健康造成影響。兩種潛在的禍源為：沃廉菌屬（左圖）以及幽門螺桿菌（上圖）。

骨質疏鬆症

　　骨頭，就像身體裡的其他器官一樣，都是活生生的組織。它們不像水泥塊，一旦成形就不能再改變，你可以將骨骼想成一棟不斷被換新建材的房屋。身為活的組織，當有骨質細胞被分解時，新的骨質細

胞就會繼續成形。這就是為何斷掉的骨頭還會長回來，以及運動員為
何能長出強壯、堅硬的骨頭。當我們年輕的時候，新的骨質細胞製造
的速度，比老舊骨質細胞磨損的速度還快。隨著年紀增長，骨質分解
的速度會超過骨質成形的速度。一段時間過去後，我們的骨頭會慢慢
地變得愈來愈多孔隙且脆弱。

骨質的產生和分解再利用的過程受到許多不同因素的掌控，包括
荷爾蒙（編註：副甲狀腺素、維生素 D）與細胞激素。細胞激素是由
我們的免疫系統為了刺激發炎所產生的物質。感染症發生時，白血球
的抵抗產生發炎。不幸的是，**骨質組織附近的發炎作用也會刺激骨質
的分解，導致骨質重量流失。**

牙周疾病長久以來，都一直和骨質流失有所關連。感染的牙齒引
起的發炎會讓顎骨變得脆弱。支撐固定牙齒的骨頭會開始分解，牙齒
也會鬆脫。當細菌或細菌的毒素進入血液時，免疫系統抵禦外侮的反
應就是製造細胞激素，刺激發炎作用。如果感染症是慢性的，發炎也
會變成慢性的；**如果感染症被隔離在身體的特定部位，像是顎骨、頭
骨或髖關節，就會發生局部的骨質退化，就像是佩吉特氏病（Paget's
Disease）；**（註65）**如果感染症是系統性的，全身的骨質密度就會降
低。**（註66）在這種情況下，牙周疾病便會導致或加劇骨質疏鬆症。
（註67～註68）

牙周疾病和骨質疏鬆症都是常見於老年人的疾病。女性患有骨質
疏鬆症的情況比男性還常見。女性停經時，荷爾蒙的改變會影響口腔
中的菌相，這有可能會增加系統性發炎作用的發生，加劇骨質流失。

糖尿病

看起來很奇怪，糖尿病竟然也可以受到口腔健康的影響。糖尿病並非由感染症所引起，而是不良的血糖控制機制所造成的結果。進食後，我們攝取的許多食物會被轉化成葡萄糖，並且被釋放進血液之中。所以血液中的葡萄糖也因此被稱作血糖，而細胞則會使用葡萄糖製造所需的能量。

但葡萄糖並不能直接進入細胞，它需要荷爾蒙中的胰島素將它們從血液送進細胞。所以用餐後，血糖會升高，這時為了維持正常的血糖值，就會有更多的胰島素被釋出。血糖降低時，胰島素的分泌也會降低。藉由這種方式，血糖值就能被維持在一段限制的範圍值內。

在第二型糖尿病（或稱非胰島素依賴型，是目前最常見的糖尿病症）的案例中，細胞對胰島素變得麻木且反應遲鈍。這種現象稱為胰島素阻抗。葡萄糖被送進細胞的速度比正常情況下慢很多。這將引起血糖值上揚，高於正常值，並且有一段時間都維持在高點。過多的糖分會導致嚴重的後果，可能會導致糖尿病昏迷，甚至是死亡。所以讓血糖值維持在掌控值內，對糖尿病患者而言非常重要。

胰島素阻抗是第二型糖尿病的關鍵因素。有許多因素的結合才會造成胰島素阻抗，但**產生胰島素阻抗的因素被認為是前發炎性細胞激素（proinflammatory cytokine）**。當細菌和它們所產生的毒素從感染的牙齒進入血液時，它們會引發免疫系統釋放細胞激素，產生發炎作用。慢性的系統發炎作用會讓細胞上的胰島素受體（insulin receptor）受損，導致細胞產生胰島素抗性，進而讓血糖值上揚。**前發炎性細胞激素也會破壞製造胰島素的胰腺細胞（β cell）**，這麼一

來，身體製造胰島素的能力就會降低，血糖控制機制就會更加退化。

近年來，醫學期刊裡已經有超過兩百份的醫學報告，指出糖尿病與牙周疾病之間的關係。從這些報告中，可以明顯地看出牙周疾病會引起抑制或加劇胰島素抗性。（註69～註72）和非糖尿病患者相比，糖尿病患者患有牙周感染症的機率高上兩倍。

研究報告同時也顯示，治療牙周疾病能有效改善胰島素抗性，並提升糖尿病患者的血糖控制機制。（註73）有些研究學者相信，慢性的牙周疾病甚至會引發糖尿病。（註74～註75）所以，牙科醫師被要求要小心治療患有糖尿病的患者，不讓他們因為侵入性的牙科手術而使病情加劇。這並不是指所有的糖尿病症都是牙科問題所引起的，但是報告確實顯示口腔健康不佳，會促使糖尿病的產生，還有健康的牙齒能降低罹患的風險，並且提升血糖控制機制。

飲食絕對會影響糖尿病。糖尿病患者最不能攝取的食物，就是糖分與精製的碳水化合物。不僅僅是因為這些食物會讓血糖升高，也因為它們會促進口腔中禍菌的滋長，這些禍菌會引起感染和發炎，誘發胰島素抗性。（編審附圖41）這些食物也會導致肥胖，即另一個罹患糖尿病的風險因素。

神經系統

神經系統由腦部、脊髓與神經構成。口腔中的細菌經常能用自己的方式進入神經組織。某些病毒，像是皰疹病毒，在神經組織裡初步感染入侵後，就會維持潛伏的狀態，等到壓力或免疫力鬆懈的時候才會定期發作。

透過神經傳遞的口腔細菌，最後會來到腦部，然後感染症就出現了。**一個牙齒膿腫就能促成腦部膿腫。**（註76～註78）

當細菌或病毒進入腦脊髓液中，並且感染腦部周圍和脊髓的黏膜時，就會出現腦膜炎。這是一種嚴重的疾病，有時還會致命。這種疾病會引起頭痛、發燒、嘔吐與頸部僵硬。引發腦膜炎的微生物有許多不同的來源，包含嘴巴。（註79～註81）

假使口腔菌群能夠透過神經傳遞抵達腦部和脊髓，那麼它們就能影響全身的任何神經組織。事實上，早就已經發現口腔的細菌能在全身的神經細胞中引起感染。（註82～註83）

如果免疫系統夠強壯，就能讓嚴重的感染症無法靠近神經和腦部組織。但是，綿延不絕地進入這些組織的細菌流，還是會引發慢性的發炎，也許不會立即出現明顯的症狀，但是隨著時間過去，發炎會破壞神經組織。**許多研究報告都證實神經退化病症，像是阿茲海默症、帕金森氏症以及多發性硬化症與不良口腔健康之間的相關性。**（註84～註86）舉例來說，在一份研究報告中，有一百四十四名年齡介於七十五歲到九十八歲之間的研究對象，接受了數年的觀察，他們的口腔和心理健康都在研究掌控內。研究期間死亡的一百一十八位參與者，也提供他們的遺體作為解剖樣本。研究學者發現，**因為牙齒腐壞和牙齦疾病造成缺牙的人，發生癡呆症和阿茲海默症的機率比較高。**（註87）

年齡高於六十五歲的老年人中，每十位裡面就有一位患有阿茲海默症，而年齡八十五歲或是更高齡的老年人中，有一半的人患有該症。你會不會成為其中一個？牙科健康不佳現在已經被視為罹患阿茲海默症的風險因素之一。所以，**好好地照顧牙齒，就能同時好好地幫助你照顧你的心智狀態。只有刷牙是不夠的，這些研究報告中的研究**

對象都有按時刷牙，卻還是無法預防這種疾病。**但是，油漱可以幫助預防**。油漱只是一個簡單的步驟，就可以幫助預防毀滅性的病症。

感染症與慢性疾病

一旦細菌、病毒、真菌與原生菌從嘴巴進入血液，它們就能跑到身體的任何一個地方，在任何組織或器官引起感染。通常這些微生物或它們排放出來的毒素，會聚集在我們身體最脆弱的地方，然後引起刺激反應和疾病。你疼痛不堪的關節、下背的疼痛感、腎臟或肝臟的毛病，都有可能是微生物入侵者的傑作。我們身體最主要的守衛者就是免疫系統。

如果你的身體很健康，免疫系統也運作正常，那麼這些禍源就會在掌控中，也不會引起太多的毛病。但是，如果你有牙周疾病和牙齒腐壞，那麼你就正在為會造成傷害的細菌培養一塊肥沃的田地，它們會持續不斷地進入你的血液。這麼一來，你的免疫系統就得不停地對抗綿延不絕的細菌入侵流。將細菌入侵和日常生活中的壓力、不良的飲食習慣、糟糕的生活方式、服用的藥物、吸菸和飲酒結合在一起，你的免疫系統就會疲憊不堪，然後再也無法有效地抵抗感染。

其中一個免疫系統最先對感染症所作出的回應是分泌細胞激素，刺激發炎反應。短期來看，發炎作用是有益的，它能幫助免疫系統對抗感染症。然而，如果感染症是慢性的，發炎作用也會變成慢性的。發炎作用理應是可以迅速消滅體內入侵細菌的暫時防衛策略。發炎作用在**體內引起的化學變化**，在短時間內幾乎是無害的，但要是變成慢性的，**發炎作用對組織和細胞就會變得具有摧毀性**。大多數被我們歸

類為退化性疾病都都包含慢性發炎，而且大部分和病症相關的疼痛感和組織損傷，都是發炎作用導致的結果。（編註：臨床上常見的退化性疾病包括多發性硬化症、帕金森氏症、漸凍人等自體免疫造成的運動神經元病變。）（編審附圖42）

正如本章節先前提到的，慢性發炎會改變血液反應，而這會導致或促進任何一種疾病的發生。結果就是，任何慢性的健康問題都會發生，抑或至少會加劇口腔感染症，其中包括不同種類的癌症、失眠、偏頭痛、腎臟功能不全、狼瘡、荷爾蒙失調、慢性疲勞症、多發性硬化症、牛皮癬、過敏症、視覺疾病、膽臟疾病、肝臟病、不孕症——這個病症清單多到寫不清。有愈來愈多將這些和其他病症與口腔感染連結在一起的研究報告被刊載出來。（註88～註97）

說了這麼多，有一件事情一定要特別強調，並非所有的心臟疾病、氣喘症、骨質疏鬆症或是其他在這個章節內提及的病症，都是口腔感染導致的。這其中大多數的病症都有多方面的病因，口腔感染只是其中一種可能的發病原因或加劇因素。但是，隨著愈來愈多證據浮上台面，這也清楚地顯示出口腔健康對全身健康占有一席之地，而我們卻時常會忽略了它的影響力。

那麼，假使口腔感染症會引起或促成這麼多健康的問題，為何不能使用抗生素治療所有的病症就好？這看起來似乎非常符合邏輯，而且這也是大多數醫生選擇的治療方式。然而，如果病症的源頭來自一顆壞齒，那麼抗生素就不一定會有效用。（註98）抗生素或許能殺死身體各部位的細菌，但是壞齒依然會持續感染，並繼續讓細菌和毒素滲透進入血液之中。所以，在使用一個抗生素療程平息一次系統性感染之後，壞齒中的新細菌就會繼續開火，而問題最終會再次浮現。

　　抗生素無法每次都抵達深植牙齒內部的局部感染處，或者是深埋在牙齦裡的感染處。即使細菌被殺死了，口腔仍然會聚集並養育更多的細菌。口腔中的細菌是生生不息的。

　　你必須要持續不斷地服用抗生素以抑制具感染性的微生物，但這並不是一個好方法。大多數禍菌都有非常好的抗藥性，讓藥物一點也發揮不了效用。除此之外，包括抗生素在內的藥物全都帶有風險，並且有不良的副作用，這些副作用會帶來比原本的病症更多的問題。

　　抗生素的另一個主要的使用限制是，**抗生素只對細菌有效，對會引發系統性疾病的病毒、真菌或原生菌完全起不了作用。**事實上，抗生素會增加其他器官的感染風險。除非是急性感染症，否則抗生素治療對口腔細菌而言一點也不管用。

　　讀完這個章節之後，你就能了解口腔健康對全身的健康有多重要。擁有健康笑容和身體的卓越方法就是保持良好的口腔衛生。儘管大多數的人都有刷牙、使用牙線、使用漱口水以及定期檢查牙齒，但在某個程度上，卻仍然受到牙齒腐壞或牙齦疾病所苦。有一個方法，一個極其簡單的方法，那就是油漱療法。

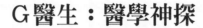

專 欄

G醫生：醫學神探

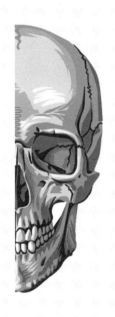

　　珍‧加拉瓦利亞醫生（Jan Garavaglia）（又稱作G醫生）是一名在佛羅里達州，奧蘭多市的法醫（驗屍官）。身為一名驗屍官，她的工作就是判定意外死亡或是非正常情況下死者的死因。她有一個有線電視節目，叫作《G醫生：醫學神探》（Dr. G:Medical Examiner），在《探索健康頻道》（Discovery Health Channel ）播出。這個節目會將她所遇到的有趣案例拿出來討論。

　　在一次的節目中，一位二十幾歲的女性，抱怨著許多不同的症狀，她被送往醫院。她服用了抗生素，但是情況反而變得更惡劣，而且她的全身還開始出現小小的病變反應。看起來就像只是長水痘罷了。但是，兩天後，她過世了。正常情況下，水痘並不會危及生命，一定還有其他的原因。她的遺體被送到G醫生的檢驗室，解剖判定死因。

　　G醫生進行了鉅細靡遺的驗屍過程。當她剖開她的身體時，她發現這名女性死者的內臟也因為病變而千瘡百孔。這名女性死者的肝臟滿是坑洞，於是判定她死於肝臟衰竭。那又是什麼東西引發了病變攻擊她的身體，並且摧毀她的肝臟？這是G醫生的下一個挑戰。

　　起先，原本懷疑是水痘，但是看起來還有另一個原因，更加致命、更具體的原因。G醫生採集了這名女性皮膚上與肝臟上的病變組

織，並將這些採樣送往實驗室化驗。當
實驗室回報化驗結果時，G醫生非常震
驚。那是一種常見的皰疹類型——單純
皰疹病毒第一型（HSV－1）。單純皰
疹病毒第一型通常只會局限在口腔中，
鮮少會散布至身體他處。

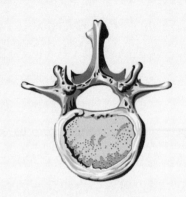

單純皰疹病毒第一型是很常見的：
年齡五十歲左右的成人，有50%到80%
的人會感染這種病毒。一旦染上這種病毒，就得和它糾纏一輩子。通
常，這種病毒不會引起太大的麻煩。它通常會在嘴唇上出現唇瘡，讓
人知道它的存在。免疫系統通常會控制住感染症。除非免疫系統做了
妥協，感染症才會爆發。

那麼為何這位患者體內的皰疹病毒會如此兇猛？G醫生解釋，她
的免疫系統肯定已經衰弱好一陣子了，所以病毒才得以散布蔓延。

是什麼削弱了她的免疫系統？肯定不是她的年紀，因為她正
值大好青春。G醫生第一個猜測是人類免疫缺陷病毒（Human
Immunodeficiency Virus， HIV），也就是愛滋病毒。像皰疹般的二
次感染症通常是人類免疫缺陷病毒感染者的死因。但這名女性的人類
免疫缺陷病毒血液測試結果為陰性。G醫生找不到答案。這個案子就
這麼結案了。

其實是有答案的。雖然G醫生注意到她的口腔皰疹，她卻沒有仔
細地檢視該患者的口腔，並且檢查她的牙齒和牙齦。這名年輕的女士
極有可能患有牙齦疾病或多顆根管治療的牙齒。細菌經由生病的牙齦

進入她的血液，然後慢慢地毒害她的身體。她的免疫系統早已為了抵抗細菌的不斷入侵而超時工作。所以當皰疹發作時，病毒就無法像平常一樣被局限在口中。病毒也和細菌一樣經由出血的牙齦進入血液，然後抵達全身。在她的體內，這種原本應無害的病毒變得無比致命。

任何一種細菌、病毒、真菌或是寄生蟲，無論看起來多麼良善，進入血液時，都可能成為致命的因素。當口腔中或腸子中，幫助抵抗壞菌的良菌從平常生長的環境轉移時，都可能會變壞。因為這個原因，所以保持牙齒和牙齦的健康是很重要的。

你的牙醫師或許對於你的全身健康，比身體其他部位的醫師，來得更有影響力。他能從無數的傳染病和退化疾病，或是可能的病因中拯救你。

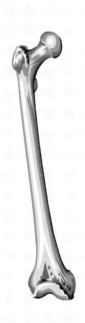

第4章

致命的齒科毒素

你已從本書知道口腔的健康會對全身健康帶來直接的影響，所以保持牙齒和牙齦的健康就能保護你遠離疾病。因此，如果必要的話，最好能定期作口腔檢查與清潔。你不會樂見感染發生，並成為更麻煩的病症。雖然良好的口腔衛生能減少定期作口腔檢查的次數，但假使有問題出現，也不應該忽視，嚴重的病症絕不會無中生有。

事情總是一體兩面，牙醫師也能是引起我們許多健康問題的原因。有許多的牙科手術，在我們追求完美笑容的時候，也可能會導致之後更嚴重的健康問題。牙醫師放進你嘴裡，或者不放進你嘴裡的東西，都對你的健康有不可抹滅的影響。美觀的外表不應該是進行牙科手術的唯一標準，因為有些手術程序會增加健康的風險。了解這些牙科手術的後果，能讓你在進行關於牙科照護的決定時，讓知識幫助你有能力做出明智的決定。

根管治療（抽神經）

威斯頓·普萊斯博士進行口腔健康和系統性疾病之間的關聯性研究時，作了許多根管治療的研究。**從病患的口中摘除做過根管治療的牙齒，植入兔子體內，結果兔子也罹患了和病患相似的疾病。**很顯然地，細菌在進行根管治療的消毒過程中存活了下來，讓感染症依然存在。而這樣的感染通常會被忽略。

普萊斯使用不同的消毒法消毒牙齒，但是沒有一種能完全消滅根管治療後所感染的細菌。「全部」的根管治療牙齒都還是受到感染，也因此，仍然可能會引起局部性和系統性的感染症。

從一九二〇年，普萊斯首次發表他的發現時，根管手術的數量已經大量增加。今日，美國每年就有將近四千萬人進行根管治療。以這種比例來說，也就是如果這個國家裡，每個人都接受一次根管治療，那麼七年半內，每位男性、女性與孩童就都曾接受過根管治療。很明顯地，有些人沒有做過根管治療，但有些人作了好幾顆。因為牙齒已經腐壞地非常嚴重，所以才需要作根管治療，這些數據也顯示了普羅大眾的口腔健康並不佳。儘管有一口雪白的牙齒，**牙齒腐壞仍然是一個大問題。漂亮的外觀並不等於牙齒健康。**

其中一個為根管治療辯解的說法是，這些年來，該項手術已進步許多。現在的消毒劑都很強，而且牙齒都被徹底清潔，所以很少會有

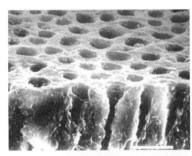
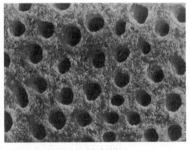

顯微鏡下人類牙齒的牙本質上的牙本質小管。

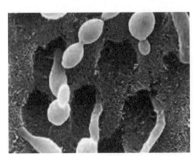
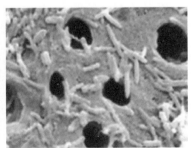

白色念珠菌與桿菌感染的牙本質小管。

95

感染的風險。縱使手術過程已進步,根管治療暗藏的問題仍然存在。

為何牙齒無法被消毒,問題就在牙齒的結構。大多數引起根管感染的細菌並不存在於牙齒表面,甚至也不在根管內,而是在牙齒本身的內部結構。雖然牙齒看起來密度高而且很堅硬,但其實牙齒有很多孔洞。組成牙齒大部分結構的牙本質,是由上百萬個微小管狀物構成的,稱為牙本質小管。這些牙本質小管的數量非常龐大,如果將一個小小的門齒上的牙本質小管一個一個接起來,會有三英里(約4.83公里)這麼長。牙本質小管是牙根和血液運送養分生長中的通道。就算牙齒上方覆蓋一層堅硬的琺瑯質,還是能讓這種液體滲入。

細菌常常會進入牙本質小管,特別是牙齒已經受到腐壞攻擊。對腐壞狀況惡劣的牙齒來說,這句話絕對屬實,因為這些壞齒都需要進行根管治療。**一旦細菌深深地滲入牙本質小管,它們就會一直存在。抗生素和消毒劑拿它們一點辦法也沒有。它們會深深地鑽入牙本質小管,藥物和消毒劑都無法觸及。**細菌有了一個安全的天堂,它們就在裡面繁榮茁壯,並加倍滋長。不論牙醫師將這顆根管治療過的牙齒清得多乾淨,消毒得多徹底,這顆牙齒還是「一直」藏著細菌。因此,**「所有」進行過根管治療的牙齒都還是會成為培養細菌的溫床。**

普萊斯博士試過將壞齒浸泡在強力消毒劑中,徹底殺光所有表面上的細菌,但是當牙齒被植入動物體內,感染症還是發作了。只要牙齒還在病患嘴裡,牙醫師就無法徹底對這顆牙齒進行消毒,因此也表示了,即使接受最新的雷射治療,牙齒也不可能完全無菌。

美國根管治療牙醫協會(American Association of Endodontists)(根管治療專家)的創辦成員之一,同時也是《根管治療的黑幕》(Root Canal Cover-Up)的作者,牙醫外科博士喬治‧曼寧(George

E. Meinig）如此說道，「這些年來，根管治療的材質和治療方式已有大幅地提升，但暗藏的問題仍然存在——細菌依然住在牙齒裡。抗生素和殺菌劑無法消滅它們，沒有任何根管治療可以完全清除害菌。情況嚴重的壞齒還是拔除比較安全，不要只是補好蓋起來，這麼做會形成腐壞的溫床，將毒物和細菌密封在裡面，它們會在接下來的日子裡，進入你的血液。」

抽了血管神經的牙齒可能不會有任何疼痛感或明顯的感染外徵，就連在X光片上也不會顯示。「有經驗的牙醫師都知道X光片並無法準確地顯示出牙齒內的感染，不然細菌培養與電子顯微技術就沒有存在的必要。」曼寧醫師說道。「將牙齒拔除的牙醫師常會發現，牙根早已受到嚴重感染化膿，就算表面看起來都很好。因為根管治療專家鮮少進行牙齒拔除，所以壓根不會注意到根管治療失敗的外徵。」

並非所有進行過根管治療的人都經歷過這些問題。普萊斯博士發現，那些沒有發生問題的人，都有良好的免疫系統，可以抑制細菌並且預防感染。然而，他同時也發現這些人要是不小心得了流行性感冒或受到一些壓力所苦，負擔過重的免疫系統就會讓感染發生，最終導致風濕症、關節炎、心臟問題，以及其他病症。就連自然的年齡增長過程也會削弱免疫系統的效用。年輕人或許不會因為根管治療出現任何嚴重的影響，但隨著年紀日益增長，風險也會跟著提高。許多隨著「年紀」出現的疼痛與症狀，很可能真的都是根管治療的後果。

油漱療法有一個好處，就是能幫助預防導致牙齒腐壞的感染。在許多病例中，正在發作的感染症都能被消除，而且牙齒也得以獲得補救。但是，如果腐壞的程度很糟，那就會來不及補救牙齒。牙醫師可能會建議進行根管治療，並且向你保證這麼做絕對安全無虞。但在讀

完此書後，你已經比大多數的病患擁有更多的知識，並且能夠做出明智的決定。

有時候，或許進行根管治療是最好的方式。假使你在一顆已經填補過的牙齒，或是一顆可能需要作根管治療的牙齒附近，失去一顆或更多的臼齒，拔除另一顆臼齒會讓咀嚼變得困難，食用新鮮的蔬菜和高纖維食物將變得不可能。如果你的免疫系統非常強壯，你或許會想要好好地保護一顆根管治療的牙齒，好讓你可以繼續吃得很健康。但如果你沒有計畫要吃得很健康，或許將那顆牙齒拔掉會比較好。

拔掉一顆牙齒是很重要的決定。如果在作決定時還有所遲疑，我建議閱讀曼寧醫師的著作，書名是《根管治療的黑幕》（Root Canal Cover-Up）。

都是從一次的根管治療開始的

「在我三十幾歲的時候，進行了一次根管治療。我不斷地告訴牙醫師，我的牙齒很痛，但是沒有任何牙醫師願意相信我。等到我五十五歲左右時，我看了一位新的牙醫師，並告訴他我想要將那顆牙齒拔除。他照作了，膿包流出的汁液流到我的下巴。隔天，被拔除的牙齒旁的那顆牙齒也開始壞死，那顆牙齒也必須要被拔除。幾年之後，又有另一顆牙齒壞死了。所有壞死的牙齒都在同一個區域。我看了許多牙醫師，所有的人都要我做『根管治療』，而我回答『想都別想』。我想知道為何我的牙齒都在壞死，而且全部都在同一個區域。後來，我終於發現我的顎骨內有一個感染源。我找到一位牙醫師，他拔除了我同一邊的好幾顆牙齒。我的顎骨從第一次的根管治療時，就已經感染。我的骨頭就和湯一樣稀巴爛。」

——W·愛莉絲

汞合金補牙填充物

　　美國職棒史中最偉大的球員之一，是紐約洋基隊的首位內野手盧・賈里格（Lou Gehrig）。賈里格是一位僅次於隊友貝比・魯斯（Babe Ruth）的強力打者。他在洋基隊效命了十三年，連續參加過二千一百三十場賽事，但從未因病或因傷缺席過任何一場比賽。他強壯的體能和耐力為他贏得了「鐵馬」這個綽號。儘管他的運動能力很強，賈里格的運動員生涯還是因為一種罕見的神經疾病中斷了，這種疾病逼得他不得不在三十六歲這樣青壯的年紀就退休。兩年之後，一九四一年，他逝世了。

　　今天，肌萎縮性脊髓側索硬化症（Amyotrophic lateral sclerosis，簡稱ALS），也常稱作盧賈里格氏症（Lou Gehrig's disease，俗稱**漸凍人**），在美國影響著三萬人口，以及全球十萬分之二的人。這是一種自體免疫性的疾病，病徵是運動神經細胞退化與肌肉失控。

　　一個像賈里格這樣正值青壯年，而且和老年人比較起來相對健康的人，竟會因為這種具有摧毀性的退化疾病隕逝？醫生不知道發病的原因。有一些說法，其中一種是化學或重金屬中毒，而**汞**是最有可能的原因。

　　和其他的金屬不同，汞（水銀）是液態的，這讓汞被運用在許多工業用途上。汞是一種劇毒早已眾所皆知，事實上，汞是科學上已知最毒的物質之一。光是吸入汞自然散發的蒸氣，就能引發疾病和致死，從古至今，**汞時常被用作消毒劑與除蟲劑**。曝露在汞氣體下的礦工大多受神經疾病所苦，而且性命都出乎意料地短。十八世紀與十九

世紀的製帽工業，帽子工匠都使用硝酸汞貼，以避免帽子發霉，**吸入汞蒸氣讓許多帽子工匠進了精神病院**，所以才會有一句俚語說：「他就像帽子工匠一樣瘋狂。」（He is as mad as a hatter.）

近幾年，汞的工業運用已經製造出許多環境問題。其中一個最知名的事件是，一九五○年到一九六○年初期發生在日本水俣市（Minamata）的事件，人們開始出現不明病症，成人與幼童都被影響。症狀包括漸進性失明、失聰、喪失協調能力，以及智力退化。被報導出來的病例，將近一半最後都導致死亡。最終發現肇因是甲基汞（methylmercury）中毒，追溯其來源，乃因食用了受到汙染的魚。工業廢棄物被倒進港灣，汞堆積在這些魚體內，其中有一些人天天都吃這些魚。染病的嬰孩並沒有吃魚，但是他們的母親吃了，而且就算這些母親在懷孕期間沒有出現任何症狀，毒物還是影響了她們腹中未出世的寶寶。今天，不論你住在哪裡，我們還是會因為可能的汞汙染，而被警告食用魚類的危險。

雖然漸凍人是否為汞中毒的結果仍然未知，但絕對有高度的可能性。那麼，他又是在哪裡曝露在含汞的環境下？最有可能的來源就是他口中的補牙。看起來非常不可思議，但是他的口腔手術確實有可能是他隕逝的原因。

被運用在牙科的金屬或是「銀」填充物，是由一種結合了銀、錫、鋅、銅與汞的混合物所構成的，它們被稱為「汞合金填充物」。銀、錫、鋅、銅占了這種合金的百分之五十，剩下的百分之五十由汞組成，這種合金裡的銀含量其實非常少，更精確的名稱應該為「汞填充物」，但是銀聽起來較無威脅性。

為何世界上的牙醫師，要刻意地將汞這樣的致命毒物放進人的嘴

巴裡呢？按照常理，你一定會感到很疑惑，原因都歸咎於功能性。汞合金能將腐壞的牙齒的缺洞補得很好，保護病患的健康和這件事一點也沒有關係。

一八一九年，汞合金發明之前，另一個唯一較為適用的選擇是金箔。但是，金實在太昂貴了。人們也有嘗試過使用其他金屬合金，但是為了能將它們放進嘴裡，就得先將它們融化並在依然炙熱時放進孔隙中，大多數的病患並不適用這種方式。汞是液態的，但是當它和其他金屬，例如像是銅和銀結合的時候，就會讓這種合金變得很有可塑性，可以鑄進缺口處。等到它被放進牙齒裡之後，就會開始慢慢變硬，這就是它成為理想填充物的原因。在那之後有將近兩百年的時間，汞填充物仍然被許多牙醫師所使用。

一八○○年初期，汞合金填充物已經備受爭議。汞是已知的烈性毒物，有一些牙醫師反對使用汞合金，但除了金箔之外，沒有其他合用的替代物，許多病患無法負擔金質填充物，汞合金是他們唯一的選擇。爭議愈演愈烈，**美國牙醫外科學會（The American Society of Dental Surgeons）認為使用汞填充物是不道德的，於是禁止學會成員使用汞填充物**。學會成員為了不讓自己被趕出協會，都簽署了保證，並答應不會使用汞合金。但仍有很多執業的牙醫師無視法令，繼續使用汞合金而多數人因此被逐出學會。結果，美國牙醫外科學會失去了它的影響力，並於一八五六年遭到解散。

一八五九年時，一個新的牙科組織成立了，那就是全國牙醫協會（The National Dental Association），後來更名為美國牙醫師協會（The American Dental Association），簡稱ＡＤＡ。這個組織支持汞合金填充物的使用，並鼓勵它的會員使用汞合金。他們教導新的牙醫師使用

汞填充物是安全無虞的。雖然沒有任何的研究支持這樣的說法，他們還是被教導成，將汞與其他金屬結合，就能將汞的毒性鎖在裡面，這麼一來就不會對病患造成任何危害。在美國牙醫師協會的背書下，使用汞合金填補牙齒被當成正常而且有一定安全性的牙科作法。

一九二〇年代，汞合金的爭議性再次浮上台面。德籍化學家奧佛德・史塔克（Alfred Stock）博士提出警告，汞確實會從汞合金中濾出。史塔克自己也有以汞填充物補牙，當他無預警地開始出現神經病變時，他懷疑起因可能是口腔中的填充物。他將口中的汞合金填充物移除，而症狀幾乎馬上就消失了。此事讓他相信汞就是罪魁禍首，於是他開始對醫學界和牙科界提出警告。他驗證了汞蒸氣確實會從汞合金填充物中散發出來，而且後來還針對這個主題刊登了好幾份科學報告。但是，他的研究受到牙科專家嚴厲地反駁，他持續抗爭直到二次世界大戰初期。隨著戰爭爆發，注意力被拉到別的事情上，這個議題也很快地被遺忘了。

到了一九六〇年代，汞合金的議題再次受到關注。質疑汞合金填充物安全性的研究報告開始被刊登出來，研究學者發現汞蒸氣會不斷地從牙齒填充物中散發出來。（註1～註4）

美國牙醫師協會堅持自己的立場，捍衛汞合金的使用權，堅稱汞不會從填充物中跑出來。面對反對方不斷地增加的證據，他們最後還是改口了，承認有部分的汞蒸氣確實會跑出來，但只有在完成填補手術的第一個星期會有這樣的狀況，之後填充物就會好好地待在牙齒中。一旦汞合金完全變硬之後，汞蒸氣的釋放量就會少之又少。

對誰而言少之又少？對美國牙醫師協會嗎？絕對不是對病患！他們的證明是針對長久歷史的安全性。但爭議的問題是，汞合金很少會

立即引發病症，症狀都是緩慢發生，沒有經過幾年的時間，病症是不會顯現的。誰會想到在補完牙後的好幾個月或好幾年，所出現的**偏頭痛**或**多發性硬化症**，發病根源竟然是口腔中的補牙**汞填充物**？

根據美國牙醫師協會的理由，合金變硬之後，就會將內含的汞存在裡面。但這並非事實。合金存放愈久，內含的汞含量就愈少。許多研究報告都顯示，**老舊的合金汞含量和最初的汞含量相比，減少了80%到90%，這表示有一大部分的汞已進到血液的組織之中。**（註5）

唾液和食物中的酸質會不斷地使合金中的汞蒸氣揮發出來，就連嚼食口香糖也會增加汞蒸氣的釋放。測試顯示研究對象**嚼食口香糖僅僅十分鐘，汞蒸氣增加就超過十五倍。**（註6）（編審附圖43）

海恩茲和同事發現口腔中的細菌會將汞蒸氣轉化成甲基汞，那是一種帶有劇毒的汞形態，就是和日本水俁市因食用汙染魚類而遠播疾病和死亡相同的劇毒。（註7）

美國牙醫師協會宣稱，吸入或吞入少量的汞蒸氣並不會造成任何危害。那麼，他們又該如何解釋，許多已被記載的汞填充物的反應，或是許多人在移除口中的汞合金之後，慢性病症都復原了？美國牙醫師協會宣稱，這些反應只會發生在少數人身上，因為這些人對汞過敏或「敏感」。這種說詞未免也太可笑了！誰「不會」對汞敏感？這就好像在說，如果你對砷化物或氰化物沒有過敏，就可放心地將這些物質吃下肚。**汞是一種毒物，不論是否對汞過敏，它都會造成危害。**

就像口腔中的細菌一樣，汞能從嘴巴散布至身體的其他部位，引發一大堆症狀和疾病。更有證據顯示，汞合金中的汞會促成許多神經問題、自身免疫性疾病與其他的健康問題。許多歐洲國家已嚴禁牙科使用汞合金，並訂定法規不可將汞用於懷孕的婦女身上。

　　其中一個**和汞合金關聯性最大的病症就是多發性硬化症**。多發性硬化症是一種自身免疫性疾病，這種疾病會讓神經細胞慢慢地退化。牙醫外科博士海爾·賀金仕（Hal Huggins），《全都在你的頭部裡：汞合金與疾病的關聯性》（It's All in Your Head: The Link Between Mercury Amalgams and Illness）的作者，回想從牙科立場治療了五十位多發性硬化症的病例之後，有人告訴他，他應該寫一本關於多發性硬化症和牙科汞合金之間的書。當時他並沒有辦法確定，汞合金在多發性硬化症發病總量中所占的程度比，於是他回應道：「當我遇到一千名病例的時候，我就會寫一本書。」幾年之後，他遇到了超過一千名的病例，他決定該是時候寫下這本書了。這本書就是《解決多發性硬化症的謎團》（Solving the MS Mystery）。

　　根據賀金仕的研究，**汞的毒性會導致許多自體免疫性疾病**。自體免疫性疾病是一種免疫系統遭到個人自身組織攻擊的病症，除了多發性硬化症之外，自體免疫性疾病還包含了類風濕性關節炎、紅斑性狼瘡、糖尿病（胰島素依賴型）、腎小球腎炎（glomerulonephritis）、葛瑞夫氏症（Grave's disease）、重症肌無力症（Myasthenia Gravis）、愛迪生氏病（Addison's disease）以及漸凍人（肌萎縮性側索硬化症）。（編審附圖44）

　　人體內的白血球是免疫系統的工人，它們的工作就是要守護你遠離有害物質。白血球要如何分辨自己的細胞和侵入者的不同呢？體內的每一個細胞都帶著一種特殊的辨認碼，就像是牌照一樣。這種辨認碼獨一無二，而且只屬於你。當白血球遇到其他細胞時，它們就會檢查該細胞的辨認碼，以辨識它是「自己人」還是「外來者」。這個辨認碼必須和白血球的辨認碼完全相符，這樣白血球才會將它視為「自

己人」。如果被辨識為「自己人」，就什麼事都不會發生。但如果辨認碼不相符，它就會被標上侵入者的標籤，並且立刻遭到攻擊。

汞擁有一種特殊近似氨基酸的含硫物質，氨基酸是所有蛋白質的基本組件。汞會在細胞膜上，讓自己附著在氨基酸上。如此，汞就會變成細胞的一部分，當白血球過去讀取它的辨認碼時，辨認碼就會多加上汞。因此辨認碼不相符，自身細胞就會被視為外來者，並且遭受攻擊。就是因為這樣，所以汞才會引起自身免疫性的疾病。

當汞將自己附著在氨基酸上時，所有的問題都會發生。參與體內上萬種化學反應的酵素，就是氨基酸組成的。當汞附著在這些酵素上時，這些酵素會失去原有的功能。也因此會破壞體內一層接著一層的生物系統，導致許多症狀，從**心智退化**到**慢性疲勞症**都會發生。

口腔中的汞也一樣糟糕，和引發疾病的細菌或病毒不相上下。將口中的汞合金移除就能讓身體停止吸收多餘的汞，並且減少免疫系統的重擔。在許多病例中，病患都奇蹟似地從慢性病中復原了。我的妻子，萊斯禮，因慢性偏頭痛而苦了好幾年，不管服用多少藥物都無法紓解疼痛。偏頭痛會持續好幾個小時，讓她什麼事都不能做。就在她移除口中的汞合金之後，頭痛的症狀幾乎立刻就消失了。她的口中已超過十年沒有任何汞合金，直到現在，她的頭痛一次也沒有再發作。

萊斯禮的故事並不是特例。法蘭克，一位六十一歲的工程師，受到許多病症所苦，嚴重的濕疹、胃潰瘍、耳朵重複感染、慢性頭痛、關節與後背疼痛、右手臂和左腿會顫抖、偶發性胸口疼痛、心律不整、缺乏注意力、易怒。他有六顆用汞合金補過的牙，以及兩組用以彌補數顆缺少與已遭到破壞的牙齒的鎳合金與陶瓷牙橋。在看過他的健康史之後，他的牙醫師建議他移除口中的汞合金填充物，並且**將鎳**

合金與陶瓷牙橋更換成金與陶瓷牙橋。作過牙科治療之後的幾天內，他開始感覺到情況有好轉。接下來的數個星期後，他表示他身上的所有症狀都大幅減少，除了他的後背疼痛與濕疹，短時間內，後背的疼痛和濕疹忽然加劇，然後才開始改善。**數個月後，所有的症狀都停止發作了，包括他的慢性濕疹和長期耳痛。**

並非全部的病患在移除汞合金填充物之後都會立即見效。當我移除口中的兩處汞合金填充物之後，我並沒有注意到任何改變。**這些汞合金在我嘴裡已經三十五年了，因此，大部分的汞肯定已經都蒸發出來進到體內了。**（編審附圖45）所以將它們移除，並不會產生太大的差別，但我仍然想要移除它們，因爲我認爲任何含量的汞都不是一件好事。

有時候，已經成形的破壞是不可逆的，或是得需要更多的時間才能治癒。我們的健康取決於許多因素，將汞填充物移除或許有幫助，但並不保證能立即改善健康。口腔中的細菌、飲食、生活習慣與環境都能影響健康。關注愈多問題，改善健康的機會就愈大。

牙醫師仍然繼續將汞合金填充物放進病患的嘴裡，而且甚至會強烈推薦病患使用，告訴他們汞合金是絕對安全的材質。千萬不要相信這些話。永遠都不應該，甚至考慮將汞合金填充物放進嘴裡。目前有許多新的非金屬合成材質可以使用，功能性也都一樣，而且更安全，不像汞合金，它們是白色的，會非常符合牙齒的顏色，甚至看不出來你有補過牙。

牙科使用的有毒牙材

　　有許多的物質會被牙醫師暫時或長年放在我們的嘴巴裡。有一些是無害的，但有一些卻是會致命的，像是汞合金，或是在根管治療時毒死神經血管等生化物。最好能知道哪一些會造成危害、哪一些又是最安全的。有上百種金屬合金可以運用在牙科。金屬被用來填補牙齒、製作假牙冠、製成部分可摘式假牙、作為牙齒矯正器以及植牙。每間製造商都有自己用來製作每一種東西的專屬配方，這樣他們的產品才有自己的專利。

　　有一些金屬比其他金屬更具有毒性，而任何人都有可能對所有金屬或合金敏感。普遍來說良性最佳的是金屬。對將近四千名患者作過測試之後，**海爾‧賀金仕博士發現其中只有9%的人對金產生敏感。**（註8）**相較之下，有95%的人對銅敏感，94%的人對鋅敏感，而這兩種金屬都是汞合金填充物的成分之一。所以除了汞以外，汞合金填充物裡的其他金屬也會引發問題。如果你的口腔中有金屬，應該要確定它們都是同一個種類的金屬。兩種相異的金屬可能會引發電能，而且**就在你的嘴裡發生。

　　我想起幾年以前讀過的報導，一位男性總是會聽到頭部有音樂聲和說話聲，沒有任何其他人聽得見。調查後發現，原來是他口中的金屬像是一個粗糙的無線電接收器，而他一直以來都可以接收到當地電台的廣播。這個故事的真實性我不知道，但這也不是相不相信的問題，而是口中的金屬確實會產生電力。兩種或多種相異的金屬，**和酸質與電解質（唾液中的離子）結合起來就會形成一個充電器，就像電池一樣。**電力就是電流，電子會從一個金屬流動到其他金屬，這會釋

放口中的金屬離子，**而汞、鎳與銅之類的有害金屬的釋放會更加劇。**

通常一些補缺角或是根管治療的牙齒中空部分的充填物，是以汞合金製做，或是由汞合金填補當作牙冠的基底。將金放置於汞合金之上（兩種相異的金屬）會刺激汞的釋放。如果你的嘴巴裡原本就已經有汞合金的填充物，那麼再加上金質填充物的話，將會增加汞中毒的**機率。**同樣地，補加上金質或鎳質的牙冠，或含有鎳質的牙橋，亦或是其他的牙科金屬手術，都會發生相同的事。

鎳是一種常見的牙科金屬，常被運用在牙冠、牙橋和牙箍上。所謂的「鎳鉻牙冠」真的是由含鎳的不鏽鋼製成的。和汞一樣，**鎳是一種具毒性的重金屬**，但是毒性沒有像汞這麼強。鎳只要濃度質為**三十百萬分率（30ppm）或更高時就能立即致命。**鎳在飲用水裡的最大允許汙染值為零點一百萬分率（0.1ppm），這個值是環境保護署（Environmental Protection Agency，簡稱EPA）設立的。正確地說，環境保護署對砷的限制值是零點〇一百萬分率（0.01ppm），而氰化物的限制值為零點二百萬分率（0.2ppm）。換句話說，環境保護署認為鎳的毒性是砷毒性的十分之一，但是比氰化物的毒性高上兩倍。

如果鎳的毒性這麼強，為什麼把它放進嘴裡？就像汞一樣，美國牙醫師協會認為，當它和其他金屬結合的時候，就會失去原有的毒性。為什麼他們沒有考量到一個事實，**就是酸質與電力會吞蝕金屬（使之離子化）形成一種具腐蝕性的汁液，和唾液一起被吞進肚裡。**（編審附圖46）

金質是大多數病例中，製作牙冠與牙橋較好的選擇。補牙時，合成物質也比金屬好。合成物是由樹脂當基底加上無機填料製作而成的，例如矽膠。而合成物質也有許多種類。

　　如果需要補牙，不要讓牙醫師將汞合金放入你的嘴裡。如果他試圖要說服你，就換別的牙醫師。最好的補牙材質不是金質就是合成物質，而後者又為較好的選擇。但是，你也不能隨便使用牙醫師手上有的任何一種合成物質，因為你可能會對某些合成物質過敏或是產生化學敏感反應，而你也不會希望可能引發不良反應的東西被長期放在嘴巴裡。因此，在進行補牙手術之前，需要進行「相容性測試」。牙醫師會親自幫你作測試，或是交代給負責進行測試的人。如果你的牙醫師說並不需要進行測試，那麼他就是壓根不了解狀況，又或者是他根本不在乎你的健康。那就換另一位牙醫師吧。進行相容性測試的時候，需要抽血，每一種合成物都會用血液進行測試。接著會拿到一份清單，上面列有出現良好反應或負面反應的物質。你應該將這份報告交給你的牙醫師，然後他會為你選擇與你相容的合成物質。

　　假使你想要將現存的汞合金填充物移除，你需要找一位訓練有素，能夠好好進行這項手術的牙醫師，大多數的牙醫師並沒有受過這樣的訓練。他們可以將汞合金拿出來，但是他們能夠以適當的方式完成嗎？移除汞合金是具有危險性的手術，在移除舊有的填充物時，汞蒸氣和粉塵會漫布在空氣與你的口腔中！如果你的牙醫師沒有遵守必要的注意事項，你就會吸入大量的汞，這麼一來，所引起的問題，會比你將填充物留在原位所帶來的問題還要多。你應該找一位具有整合或是生物事業，且訓練有素能夠適當地移除汞合金的牙醫師。本章節的最後，將指導讀者如何找到一位施行生物牙科的醫師。

氟化物

　　氟這種元素，最純粹的形態是氣體。當它與其他元素結合時，就會形成一種已知的複合物，也就是氟化物。**牙醫師常常在進行牙齒手術的時候使用氟化物。你的牙膏也可能含有氟化物，有些漱口水也含有氟化物。美國的飲用水中也有添加氟化物。它同時也是老鼠藥和殺蟑粉的活性成分。**

　　沒錯，氟化物是一種有毒物質，**氟化物比鉛還毒，而且毒性僅次於砷。**（註9）因為這個原因，食品藥物管理局（Food and Drug Administration，簡稱FDA）要求所有的含氟牙膏上都要放上警語。警告上面寫著「請遠離六歲以下孩童」以及假使誤食的牙膏量超過一顆豆子的大小時，「請立即尋求醫療協助，或是與毒物控制中心聯繫。」為什麼會有人會想將只要吞下一顆豆類大小的量，就足以危險到要立即尋求醫療協助的毒物放進嘴裡呢？

　　大多數的人刷牙時，使用的牙膏量遠比一顆豆類的大小還多上許多。如果氟化物會在我們刷牙時被牙齒吸收，那它不就也會被口腔中的黏膜吸收，黏膜的吸收量不是比牙齒還要多嗎？那不就和吞下肚一樣嚴重？

　　我們被警告氟化物具有危險性，不能吞下肚，但是當它被添加進飲用水時，我們卻相信它會突然失去它的毒性。你會故意去喝含有鉛或添加砷的水嗎？

　　氟化物被刻意添加到美國三分之二的公共補給水中，理論上是說要減少牙齒腐化。除了美國之外，加氟這件事也延伸至加拿大、英

國、澳洲、紐西蘭與部分其他國家。大多數被添加進市區補給水中的氟化物來源是，製造鋁、水泥、鋼與磷肥時所產生的副產品。照理說，氟化物應被當成有毒廢棄物，而處理有毒廢棄物的成本是非常高昂的。一九三〇年，為美鋁公司（Alcoa Aluminum）工作的研究學者首次建議將一百萬分率（1ppm）的氟化物加進飲用水中能減少蛀牙的發生。這個說法非常耐人尋味，因為**美鋁在生產鋁時，會製造出成噸的氟化物，所以找出氟化物的市場就能為它們省下數百萬元的有毒廢料的處理費。**

美鋁公司的遊說與他們和政府成員的友好關係，讓氟化物被加入公共飲用水中。一九四五年，紐約州的鈕堡市（Newburgh）與密西根州的激流市（Grand Rapids）成為最先進行加氟測試的城市。就這樣，氟化物成為歷史上第一種被測試在普羅大眾身上的毒物，而且在這之前沒有任何的研究證明這種行為的安全性。

我們牙齒上的琺瑯質主要是由碳酸鈣構成的。當牙齒暴露在氟化物下，氟化物會直接被琺瑯質吸收，並成為琺瑯質的一部分，形成氟化鈣。「你一直被說服相信氟會讓牙齒更堅硬。」喬治‧曼寧博士說道，「事實上它會讓牙齒變軟。任何治療過生長在自來水供給中，含有高劑量氟病患的牙醫師，都能證明氟不僅讓人們的牙齒出現氟中毒，該症會在琺瑯質上出現一種醜陋、棕灰色的斑，而且當他們在鑽病患牙齒時，牙齒明顯比大多數人的牙齒還要軟上許多。美國牙醫師協會承認，當建議的一百萬分率（1ppm）劑量的氟被添加進公共補給水中時，有百分之十的使用者會出現某些程度上的氟中毒，而牙齒會變軟是因為氟化鈣的結構沒有像碳酸鈣那樣堅硬。你一定會想，牙齒碰上氟的時候會更容易腐壞，因為它們很柔軟。然而，氟化鈣比碳酸

鈣還不容易受到酸質的攻擊，所以牙菌斑中的細菌所製造的酸質無法成功地腐蝕琺瑯質，而牙齒腐壞的數量也就減少了。這樣就會讓人感覺使用氟的牙齒終身受到保護，免於齲齒的產生。但是許多研究報告顯示，這種保護層，在青春期快要結束的後幾年就會消失。」

有了像美國牙醫師協會、加拿大牙醫師協會（Canadian Dental Association）、美國公共衛生服務署（US Public Health Service）與美鋁公司，這些備受尊崇的組織證明，你就會認為一定有一堆像山一樣高的證據足以證明添加氟化物是安全並且有效的，不是嗎？請再仔細想一想。如果你想在路上擋下一位添加氟化物的擁護者，並請他引用合法的報告，證明添加氟化物可以預防牙齒腐壞，而且對使用的人無害，他們能想到的唯一證據都是由美鋁和朋友說的報告。近來有愈來愈多的報告顯示，添加氟化物對預防蛀牙的影響微乎其微，只要有良好的口腔衛生就能有效預防，並不需要受氟化物相關的有害物影響。

氟化物是會堆積的，而且就算是極低的劑量也會毒害終身。雙盲研究報告（Double-blind，指的是施測過程中，施測者和受試者都不知道哪一組是實驗組，哪一組是對照組）證明水中的一百萬分率就會產生嚴重的健康影響。好幾份近期的報告都指出，**暴露在氟化物中會提高罹患影響牙齒、骨頭、腦部與甲狀腺病症的風險**。（註10）（編審附圖47）

就目前來說，約有5%到10%的孩童的牙齒上出現氟中毒的病徵，牙齒變色、點蝕以及牙齒變得脆弱。牙科氟中毒不只是牙齒外觀有問題而已。它也和增加牙齒腐壞有關係。所以在一些孩童的病例中，飲用水中的氟化物也「增加」了牙齒的腐壞。當你將水中以及其他來源的氟化物結合在一起，像是牙膏、飲料和藥物，當你暴露在這些氟化

物時，氟中毒的機率就會增加。

飲用添加了氟的水不僅會對牙齒造成影響，還會影響全身的骨頭。因為氟化物會取代牙齒的碳酸，這會讓牙齒變得更易碎、更脆弱，那麼臆測會讓骨頭變成一樣的情況也很合理。人體研究和動物測試已經確定了這項猜測。（註11）氟化物會增加骨折的風險，特別是在較脆弱的人身上，例如老年人。（註12）

「氟化物會引發骨頭疾病，氟骨症（skeletal fluorosis），這種疾病會嚴重破壞肌肉骨骼系統與神經系統，導致肌肉萎縮、關節活動受限、脊柱畸形、韌帶鈣化與神經損毀。」生化學家兼暢銷作者李莉塔博士說道。（註13）儘管鈣質補充品充斥，人們對骨頭健康的注意和教育也增加了，發生骨質疏鬆症的機率還是一直在增加。**美國是目前全世界髖關節骨折發生率最高的國家。**

氟化物是常見的工業汙染源，它能同時殺死植物和動物。根據美國農業部（United States Department of Agriculture，USDA）表示，**氟化物對畜牧業所造成的破壞，比其他任何一種空氣汙染要來得多。**（註14）光是氟化物造成農業毀壞的訴訟件數，就比其他汙染訴訟加起來的件數還要多。（註15）

一九六○年和一九七○年代，雷諾金屬公司（Reynolds Metals Company）與美鋁公司，在莫霍克印地安保護區（Mohawk Indian reservation）裡，惡意傾倒了大量的氟化物在空氣和水裡面，引發了嚴重的氟化物中毒。醫學作家約爾・葛菲斯（Joel Griffiths）描述這種惡意行為所帶來的結果：「牛隻像巨大的蝸牛一樣，用腹部沿著牧場爬行。骨頭的疾病讓牠們不良於行，無法用四隻腳站立，這是牠們唯一能做的放牧方式。有些母牛在產下營養不良的小牛後，跪著死去。其

他活下來的牛隻則是繼續用腹部爬行，直到他們再也無法咀嚼，因為他們的牙齒已經崩壞至神經裡，然後他們飢餓到死去⋯⋯莫霍克的孩童也是，都出現骨頭和牙齒毀壞的跡象。」（註16）莫霍克人對這些公司提出法律訴訟，但是法院審理的結果是，他們獲得連賠償牛隻損失都不夠的賠償金。

被削弱的牙齒和骨頭並不是氟化物唯一引起的問題。美國國家科學研究委員會（United States National Research Council）耗時三年，檢視上百份關於氟化物的報告後出的結論：「氟化物改變人體內分泌兼微妙的平衡與功能，特別是甲狀腺，甲狀腺是一種分泌調節生長與新陳代謝荷爾蒙的腺體。」堪薩斯大學醫學中心（University of Kansas Medical Center）藥理學與毒理學榮譽教授約翰・多爾（John Doull），當時是美國國家科學研究委員會的主席，他說：「氟化物對甲狀腺所造成的影響讓我堪憂，（註17）他們真的應該要擔心，因為氟化物會引發甲狀腺功能減退症。」

「**氟化物會致癌。**」李莉塔（Lita Lee）博士如此說道。「一九八一年時，迪恩・伯克（Dean Burk，美國國家癌症研究院（National Cancer Institute）的首席化學家）在國會聽證會上作證，每年有超過四萬名死於癌症的人，都要歸咎於添加氟化物。他說『**沒有任何一種化學物質會比氟化物引發的癌症更多，而且更快**』。」這個訊息被流行病學與動物研究報告，完整地記載下來，並且屬實也被確認過。

李博士繼續說道：「紐澤西健康局（New Jersey Department of Health）發現，添加氟化物的區域，居民罹患骨癌的風險，比沒有添加氟化物的區域的居民高出三倍。因為**骨頭是氟化物攻擊的目標**。

《腫瘤雜誌》（Journal of Carcinogenesis）：『氟化物不僅能將正常細胞轉化爲癌症細胞，而且還會提高其他致癌的化學物質。』」

「**氟化物會造成遺傳性的破壞**。《突變研究》（Mutation Research）中的一篇專題，佳潔士（Crest，是寶橋公司旗下的著名品牌，從一九五五年起不斷提供全面的口腔護理產品。）的製造商寶橋公司（Proctor and Gamble）做了一份研究顯示，一百萬分之一的氟化物就會引起遺傳性的破壞。這些研究結果卻因商業利益衝突而沒有被刊登出來。」

「全國環境健康科學協會（National Institute of Environmental Health Sciences）的一份刊物，《環境與分子誘變》（Environmental and Molecular Mutagenesis），表示氟化物與某些遺傳缺陷息息相關。『將培養的人類與老鼠細胞，暴露在氟化物下，會導致染色體畸變增加，進而導致先天缺陷以及正常的細胞突變成癌症細胞。』」

這還不是全部。就算是小劑量的氟化物，都會累積在孩童體內，破壞腦部並影響孩童的心智發展。中國有一系列的傳染病學研究，發現**暴露在高劑量氟化物環境之下導致兒童智能不足。**

李博士補充說道：「氟化物會阻礙你體內超過一百多種的酵素生化反應。氟化物會破壞膠原蛋白，膠原蛋白是體內結締組織中最主要的結構，被破壞的話會提早出現皺紋與老化。氟化物會引發人類與動物的癲癇發作。」

諷刺的是，被用來幫助減少蛀牙發生的氟化物，卻有可能會引發牙齦疾病。**牙膏、漱口水與水源裡的氟化物，會促進牙結石或齒石的形成，這種牙齒上堅硬的礦類沉積物會使牙齦組織惡化，窩藏細菌，並且刺激慢性發炎，導致牙齦疾病。**（註18～註19）如果你因爲牙齦疾

病失去了牙齒，那蛀牙有什麼好預防的？這只能表示，沒有牙齒就不會蛀牙。

看了所有和氟化物相關的風險，那它有什麼好處？這些好處有大到足以抵消已知的使用它會產生的毒性嗎？對成人而言，好處是零。對住在美國部分區域，供給水裡有添加氟化物的孩童來說，牙齒腐壞的機率，和那些住在水裡沒有添加氟化物的孩童幾乎相同。

在水中添加氟化物，以及使用含氟的牙膏和其他相關產品都是沒有必要的，而且還會造成危害。只要定時刷牙照顧你的牙齒，並且每天油漱，就能實質上消除任何你認為對添加氟化物的水或含氟牙膏的需求。

你可以將廣告上含有氟化物的產品都淘汰，像是含氟的牙膏和漱口水。如果你居住在飲用水有添加氟化物的區域，你或許要考慮其他的選擇。如果你想要飲用瓶裝水，或許要確定它的來源值得信賴，因為許多品牌的水就只是都市裡的水，而且也可能含有氟化物。基本上，純水蒸餾器和逆滲透淨水器會將所有的外來物質、礦物質與毒素都消除掉。但是，它們必須要花上好幾個小時的時間，才能產生一加侖的純水，所以想要使用水時必須提早準備。水質過濾器也是另一種選擇。水質過濾器幾乎可以瞬間過濾水質，但是並不是所有的水質過濾器都能移除氟化物，所以，購買前要先確定過濾器可以移除掉哪些物質。

自製無毒抗菌不含氟化物的牙膏或牙粉

　　大多數廣告的牙膏都含有氟化物、洗滌劑與其他不同的化學物質。刷牙並不一定需要廣告上的牙膏，或是任何專為刷牙的牙膏。光是牙刷磨洗的動作就足以能削去牙菌斑。但是，適當的牙膏配方能幫助牙齒保健。你可以製作自己專屬的牙膏，不含氟化物或任何刺激的洗滌劑，效果就和廣告上的牙膏一樣好，而且還要更好。製作時，使用的成分如下：

使用時再混合並一次用完，以免受潮
結硬塊而無法發泡。

½茶匙食用無鋁小蘇打粉

1茶匙的維生素C粉劑

½茶匙椰子油或玄米油（製作牙粉則不需要加油）

2到3滴薄荷或冬青或丁香或肉桂精油（非必要，可自行決定要不要加）

利用此混合劑刷牙，並留一半加入30C.C.淨水漱口5～10分鐘後吐掉。

　　食用小蘇打粉是這個配方中最主要的成分，它能中和酸質並讓口腔維持在適當的酸鹼平衡。它同時也是一種溫和的磨料。植物油則作為將小蘇打與其他成分融合在一起的基底。植物油也能緩和小蘇打粉的鹹澀味。薄荷、冬青、與肉桂精油可以幫助口氣清新，也可以使用丁香精油。丁香精油的優點是能有效消毒，這個配方製成的牙膏能幫助**減少口腔中的細菌，減少牙齦發炎，協助防治牙齦萎縮有助於治療牙周病**。將這些成分全部混合在一起，你的牙膏就完成了。因為你的自製牙膏不含化學膠劑界面活性劑與改良劑，所以用起來不會和廣告上的牙膏一樣。當混合劑接觸口水時小蘇打與維生素C進行酸鹼中和釋放出細小柔細的二氧化碳泡沫，就像牙膏會發泡一樣。

以上資訊由德瑞森自然醫學中心提供

生物牙醫

　　如果你正在考慮移除現存的汞合金填充物，或是將已經做過根管治療的牙齒拔除，但不太確定是否要這麼做，我建議你再多做些這個議題的研究。翻到此書後的參考書目尋找資源，閱讀一些賀金仕、加爾特（Culter）、齊夫（Ziff）和其他人的著作。我也建議你上全國營養研究中心（International Center for Nutritional Research）的網頁，網址是www.icnr.com，並且閱讀他們針對這些議題所提供的資訊。

　　和你的牙醫師談一談。然而，大多數的牙醫師並不全然理解，或是贊同牙科健康與系統性健康之間的緊密連繫。傳統醫學院對牙醫的訓練，讓醫師以為牙齒與身體的健康不相干，牙齒從身體裡被隔離出來，就好像它們對整體健康一點影響力也沒有，而且只要扮演好它們順便消化食物的角色就好。這些牙醫師的觀點和美國牙醫師協會一樣，他們認為汞、根管治療與氟化物都是無害的，甚至是有益處的。

　　了解汞填充物的危險性，以及根管治療與添加氟化物議題的牙醫師，會拒絕將汞合金填充物放進病患的口腔裡。對他們而言，**將汞、砷或氟化物放進任何人的嘴裡，都是一種道德上不負責任的作法。**這些牙醫師將你的口腔視為反映全身健康狀態之窗，而且了解在你的口腔中與牙齒上的醫療行為，都會對你的整體健康帶來重大的影響，這才是你應該要和他好好談一談的牙醫師。

　　持有這種觀點的牙醫師，將他們自己依照所施行的生物牙科區隔開來，他們常用的稱呼有，無汞、環保與整合牙科。這些牙醫師持續他們的學習與訓練，知道如何在不引起對患者的過度傷害下，安全

且有效地移除汞合金填充物。如果一位牙醫師相信汞合金是無害的，在施行移除手術時，就會缺乏採取必要的保護措施。當汞合金從牙齒上移除時，汞蒸氣就會被釋放，這是無可避免的。你吸入體內的汞含量，取決於牙醫師使用的程序。

我建議你尋求一位受過安全汞合金移除訓練的醫生。海爾‧賀金仕醫師精粹出一套汞合金摘除法，該方法很安全，而且能讓因汞中毒所造成的相關系統性疾病，帶來最快速的復原。想要在你的區域找到一位適當的牙醫師，請透過電話聯繫賀金仕有效治療機構（Huggins Applied Healing），號碼是1（866）948-4638（僅限美國與加拿大地區），或者是上他們的網站，網址是www.hugginsappliedhealing.com。

另一個機構是整合牙科協會（Holistic Dental Association），整合牙科協會是一個由無汞牙醫師組成的國際組織，他們的網頁上提供了一個搜尋資料庫，裡面有在美國與世界各地的會員資訊。

整合牙科協會

郵政信箱 151444

聖地亞哥，加州 92175 美國

電話：（619）923-3120

網址：www.holisticdental.org

在臺灣您可以諮詢**德瑞森莊園自然醫學中心**有關除汞與口腔健康之相關衛教訊息或上網查詢、索取免費衛教資料

第 5 章

沿用千年的油漱療法奇蹟

油漱療法的基礎理論與效用

　　油漱療法的起源是印度的**阿育吠陀醫學**（Ayurvedic Medicine）。追溯至超過兩千年以前，古老的阿育吠陀文本（《揭羅迦本集》〔Charaka Samhita〕與《蘇許露塔的論本集》〔Sushruta's arthashastra〕）中將它描述作「用油漱口」。很久以前，**阿育吠陀的醫生們發現，用植物油清洗口腔不但能清潔口腔，還能回復身體的健康。這種方式據說可以治癒將近三十種系統性的疾病，從小至口臭和頭痛這種問題，大至更嚴重的病症，像是氣喘和糖尿病。**

　　用油清洗嘴巴這種作法實在太簡單了，所以總是被忽略，未獲得應有的注意。一位也施行阿育吠陀醫學的醫師，卡拉克醫師（F. Karach）以「用油漱口法」開始起家。卡拉克醫師奠定了這種用油漱口的阿育吠陀方法，並用自己的版本稱呼這種療法為「油漱療法」。卡拉克醫師在一場當時還是蘇聯一部分的烏克蘭所舉辦的醫學會議上，向一群腫瘤學家（癌症專家）與細菌學家，發表了他在油漱療法的發現。

　　在這場演說裡，他條列出油漱的方式，並描述了此療法在治癒許多疾病上的驚人力量。他宣稱，透過這個簡單的油漱方式，大多數的疾病都能完全被治癒，而且沒有必要動手術和使用藥物——這些方式常常會引發有害的副作用。將植物油吸入口中或漱得嗖嗖響，都能幫助身體健康。「漱掉」的過程會將毒素和病菌排出身體，然後啟動自然療癒機制。他宣稱這個方法可以治癒偏頭痛、支氣管炎、牙疼、血液栓塞、濕疹、潰瘍、癌症、腸道疾病、心臟與腎臟疾病、腦炎、癱

瘓、失眠、婦女疾病、慢性血液疾病,以及神經、胃部、肺臟與肝臟的疾病。

　　他宣稱,油漱療法已經治癒了折磨他長達十五年的慢性血液疾病。三天內,曾經有一度嚴重到使他不良於行的關節炎也被治癒了。卡拉克醫師表示:**「我們可以多活出一倍的壽命,也就是説如果我們定期透過油漱療法進行身體清潔,我們就能延長我們的生命到一百四十歲或是一百五十歲。」**

　　卡拉克醫師敘述他的方法。他建議使用精製過的葵花油(椰子油或玄米油亦可),這是一種印度各地常見的食用油,但是他說也能使用其他的油。他相信,當油在口中起作用的時候,它就能將血液中的毒素透過黏膜驅趕出來。十五到二十分鐘之後將油吐掉,並且用清水清洗嘴巴。隨著毒素一天一天被清除,免疫系統的壓力也會降低,然後身體就會自己痊癒。慢性和急性的病症都會痊癒。

　　卡拉克醫師向一群受過西方醫學訓練的醫師發表他的演說,這群醫師沉浸於使用藥物、手術和放射線治療疾病。對他們來說,這個詭異的新方法聽起來很荒謬。這種方法實在太簡單了,而他所說的療效又太驚人,聽眾肯定會質疑他的理智。一九九二年,如果不是印度加爾各答的一篇專題,將卡拉克醫師的演說刊登在一本醫學貿易的期刊上,「油漱療法」肯定到現在還無人知曉。

　　一位住在印度班加羅爾(Bangalore)的退休軍官圖瑪拉・柯茲瓦拉・拉歐(Tummala Koteswara Rao),在上順勢療法(homeopathy,又稱同類療法)的課程時拿到一本小冊子,內容是以這篇專題為主的油漱療法。一九九三年一月,拉歐先生和他的妻子開始實行油漱療法。拉歐說:「六十三歲的時候,我將自己超過四十年來,早晚的過

敏性噴嚏和感冒治癒了，還有因為食物所引起的氣喘、睡眠不足、心悸，以及多年來的嗅覺與消化毛病都治癒了。我的妻子五十六歲，治癒了三十年來的偏頭痛，四十年來的靜脈曲張和潰瘍、關節炎、高血壓，還有許多其他輕微的病痛也都痊癒了。我們當時絕望地受到上述這些疾病所苦，只能藉著不同系統的藥物獲得暫時的紓解。但在實行油漱療法一年之後，我們的疾病不靠任何藥物就痊癒了。」

拉歐深深地被這個簡單方法的力量給打動了，他迫不及待地將他的成功告訴其他人，並將油漱療法當作一種恢復良好健康的方式推廣出去。「我對一種想法深深地著迷，那就是油漱療法，應該要讓任何一個受到疾病所苦的人注意到。」拉歐說道。他開始發送油漱療法的宣導小冊子，很幸運地，《安得拉喬蒂》日報（Andhra Jyothi）的編輯也拿到一份。一些編輯部的同仁嘗試了這種療法，也發現這種方法是有效的，於是刊登了一篇關於這種簡單療法的專題報導。拉歐自願回答讀者的疑問。反應實在太好了，所以報社持續每週都刊登關於這個題目的文章，連續刊了三年。其他的報章雜誌也開始刊登相關文章，還造成一種油漱療法健康運動。

超過十二年的時間，拉歐寫了大量的文章，發表超過一千場演說。在這之間，他收到超過一千兩百封信件，人們在信中描述自己實行油漱療法的經驗。他也和許多有個人經驗的人見了面。拉歐說，「他們所有人都講述著自己若不是受這種疾病所苦，就是受那種疾病所苦，而且無法靠藥物痊癒，但是卻靠油漱療法痊癒了。」

今天，拉歐仍然繼續著他的活動，教導人們油漱療法的好處。雖然他並不是醫生或治療師，但拉歐相信油漱療法背後的力量，建立在阿育吠陀醫學的理念上，以及順勢療法，即油漱療法能平衡體內的能

量，帶來療癒。

除了有能量參與其中，我相信有一個更符合物理機制的理論也包含在其中——口腔的病菌會引發感染並破壞身體的化學反應機制，移除病菌就能解決這些病症，改善健康。

油術療法有效的證據

油漱療法主要的批評之一，特別是來自醫學專家的批評是，很少有科學證明油漱療法有效。這個說法大多是由於醫師對全新或未證實的療法採取謹慎的態度，特別是在這些療法挑戰習慣用法時。提供資料機構與製藥公司，對驗證天然療法的有效性一點興趣也沒有。結果就是，沒有太多與油漱療法相關的研究被刊登在正規的科學期刊上。

但，只是因為沒有太多醫學研究在這個主題上，並不表示它就比較沒有效用。醫師們對新的治療方式或療法最大的擔憂是，他們擔心可能造成的傷害。很顯然地，一種未經測試的藥物或醫學手術都會造

了解口腔衛生（Oral Hygiene）

牙齒只占你口腔表面的百分之十而已，但是細菌會寄生在整個口腔之中。當你不刷牙了，細菌就會再次占據你的牙齒和牙齦。油漱可以布滿你整個口腔，因此就能攻擊到口腔中所有的細菌、病毒、真菌和原蟲。

成傷害，所以醫師們總是對任何新事物非常謹慎。在他們將它推薦給病患之前，他們希望該方法能夠被測試，重新測試，再測試以證明它的安全性。油漱療法是不用做這種預防措施的，因為它完全無害，而且至少在兩千年以前，就已經被記載證明是安全的。也從來沒有人因為用植物油在口中漱地嗖嗖響，導致死亡或受到任何傷害。若是連油都不會吞進去，那麼也將無法攝取任何東西。油漱療法是目前已知最無侵入性、最少危害，而且最簡單的治療方式。但是，它卻是其中一種最有力也最有效的方式。

　　雖然油漱療法沒有刊登在很多醫學研究裡，卻不表示沒有證據證明它的有效性與安全性。事實上，有很多證據。我們知道口腔中的病菌會遷徙到身體的其他部位，引發感染，並改變身體的化學反應，導致一大堆具傳染性與退化性的疾病，有上百份的醫學報告證明這件事。我們也知道油漱療法會從口中移除病菌，減少進入體內並引發危害的病菌，這是一個任何試過此療法都明白的證據。我們知道人類的身體有一種驚人的能力可以治癒自己，如果它有機會的話。油漱療法正提供了這樣的機會，藉著減少攝入體內並支配免疫系統的毒素，好讓它可以更有效地運作。事實是，有數以千計的人們體驗到改善。如果這個方法無害而且有效，為什麼要攻擊它？你反而應該自己實踐，並且獲得益處。

《安得拉喬蒂》（Andhra Jyoti）的調查

　　只有少部分的研究報告刊出油漱療法的有效性。第一份調查是《安得拉喬蒂》於一九九六年時，所進行並且刊登的調查報告。《安

得拉喬蒂》是一份日報，有好幾年的時間，該報每週都有圖瑪拉·柯茲瓦拉·拉歐針對油漱療法所寫的專欄。編輯們邀請試過油漱療法的讀者參與調查，這份調查的用意是要找出這種治療方式的有效性，並且找出它所能夠治癒的疾病。

在一千零四十一位回答者中，有九百二十七位（89%）表示已經完全治癒了一種或多種疾病。只有一百一十四位（11%）的回答者表示沒有顯著的改善。這份分析顯示了下列病症的治癒人數：

身體、脖子與頭部的疼痛感	758個病例
過敏與氣喘和支氣管炎的呼吸道疾病	191個病例
異常色素沉澱、搔癢與濕疹之類的皮膚疾病	171個病例
消化病症	155個病例
便祕	110個病例
關節炎和關節疼痛	91個病例
糖尿病	56個病例
痔瘡	27個病例
女性荷爾蒙病症	21個病例
其他像是癌症、小兒麻痺症、痲瘋病、多囊性腎病（polycystic kidney）、神經纖維瘤、癱瘓	72個病例

在你看著這些回應的時候，請記得最常見的病症都顯示著治癒人數最多。比較少見的病症，像是糖尿病和癌症，被治癒的人數較少，是因為較少人罹患這些病症。有趣的是，這份調查使用的字眼是完全「治癒」，而非「改善」。

雖然這份調查並不是在嚴格的科學參數下進行的，但它仍然強而有力地證明了這種療法的有效性。

先鋒火柴工業的報告

二〇〇五年，印度泰米爾納德邦（Tamil Nadu）的先鋒火柴工業（Pioneer Match Industries Study），進行了一份油漱療法的報告，參與者是他們工廠裡的女性僱員。大約有一百五十位的女性員工開始這項報告，總共有一百四十四位完成這項報告。油漱療法和它所帶來的好處被解釋給這些僱員知道，她們拿到免費的油，並被告知要每天空腹使用。在每天早上吃早餐以前，進行一次的油漱療法。

二十五天之後，這些女性報告她們的結果。她們沒有列出明確的病痛症，但是她們評比了任何患有的相關健康問題或疑慮，在使用油漱療法之後紓解症狀的有效性。每個人都從四個分類中，擇一評比了她們的結果——很棒，不錯，普通或是無效。評比結果如下：

效用	職員的數量	百分比
很棒	23	16
不錯	58	40
普通	56	39
無效	7	5

　　總共有一百三十七個人（占全體93%）表示有一些改善，八十一名（占全體56%）僱員表示結果不錯或是很棒。只有七名參與者（占全體5%）的人表示沒有任何益處。這項報告只有進行二十五天而已，如果這項報告持續久一點，肯定會出現更高的正面影響。這項報告和《安得拉喬蒂》的調查相呼應，該份調查是89%的人表示有改善，還有11%的人沒有明顯的改善。

　　參與者表示許多不同的病症都有獲得改善，就像《安得拉喬蒂》調查的參與者一樣。一位女性有極優的回應。她是其中一名管理者，三十五歲，有兩個孩子。她是一名糖尿病患者，過去的兩年以來，她都因為病症必須服用藥物。當她開始實行油漱療法之後，她的血糖值開始獲得改善。二十天後，她已經能夠減少50%的用藥量，並且依然維持血糖正常。受到鼓舞的她，在報告完成之後，仍然持續該療法。又繼續實行油漱療法二十天之後，她已經沒有繼續使用藥物。血糖也維持正常，身體充滿能量，工作上的表現也提升了。

卡納塔客邦林枷派教育社會機構的報告

　　第一份出現在科學期刊上針對油漱療法影響的報告，被刊登在《口腔健康與社區牙科醫學期刊》（Tournal of Oral Health and Community Dentistry）上。（註1）阿密斯醫師（H.V. Amith）和他的同事進行這項報告，他們在印度貝爾高姆（Belgaum）的卡納塔客邦林枷派教育社會（Karnatak Lingayat Education Society）機構的牙科醫學部的預防與社區牙科醫學系服務。

　　他們的目的是評估油漱療法對牙菌斑和牙齦炎的影響，並監控該療法對牙齒與牙齦的安全性。這份報告非常重要，因為它提供了油漱

療法和系統性疾病之間的直接連結。假使油漱療法對減少微生物進入體內有影響，那麼，首先它肯定能減少口腔中的細菌，並且對常見的口腔毛病，像是牙菌斑和牙齦疾病產生正面的影響。如果不行，那麼油漱療法可能就無效。但是，如果油漱療法可以產生影響，那我們就有直接的證據證明，油漱療法能對由口腔局部感染所引起的系統性病症造成影響。

有十名受試者參加這份報告，他們都是大學物理治療系的學生。年齡介於十九歲到二十一歲之間。這是一份單盲研究，也就是為了避免任何可能的偏差，這些受試者並未被告知調查的目的。所有被選到的受試者，都有輕微到中等的牙齦炎和牙菌斑堆積，他們都沒有任何的系統性急病，也沒有服用任何藥物。他們被指示持續他們平常的家庭口腔衛生習慣，但是多了油漱療法。每天早上都進行一次油漱療法，然後持續四十五天。進行報告期間，牙菌斑的等級和牙齦炎的嚴重性會被定期評估。

受試者被指示每次以湯匙十到十五毫升（2~3茶匙）的精製葵花油。將葵花油吐掉以前，要啜吸以及在牙齒間來回漱上八到十分鐘。

牙菌斑與牙齦炎在各種療法的減少數據

（單位：百分比）

療法	牙菌斑	牙齦炎
刷牙	11-27	8-23
殺菌漱口水	20-26	13
油漱療法	18-30	52-60

四十五天結束後，牙齒沒有任何不良的反應，或在口腔中找到任何柔軟的組織，這表示過程沒有引起身體上的傷害。大多數人假設這會對身體有害，但這份報告證明不會。**牙菌斑的形成大幅減少，大多數的減少狀況都出現在報告的後半期，這說明進行這種治療方式愈久，結果愈好。所有受試者的牙齦炎也大幅地減少，降低超過50%。研究學者將這些改變評比為「高度」卓越，並聲明這份報告「證明」油漱療法有牙科益處。**

報告顯示漱口水能減少20%到26%的牙菌斑，以及13%的牙齦炎。刷牙能減少11%到27%的牙菌斑，以及8%到23%的牙齦炎。（註2）油漱療法將它們都比下去了。這份報告的數據顯示，油漱療法能減少18%到30%的牙菌斑，以及驚人的52%到60%的牙齦炎。使用油漱療法減少的牙菌斑，僅比使用殺菌漱口水好一點，但對於牙齦炎的減少是二到七倍之多。所以，就口腔清潔的方式來說，油漱療法的卓越表現比刷牙和漱口水來得突出。

雖然油漱療法能夠快速地減少牙菌斑和牙齦炎發生，但作者還是提醒該療法不該取代刷牙，但是可以當作日常口腔衛生方案中，一種有效的輔助工具。

其他出版的報告

正如預期，最大量的油漱療法研究活動都發生在印度，油漱療法在印度變得異常熱門。印度其他研究機構所作的研究報告，也進一步地證實了，卡納塔客邦林枷派教育社會機構的發現。

想要減少牙菌斑和牙齦炎，就必須要減少引起這些病症的細菌。

這也是接下來幾篇報告所關注的焦點。印度清奈（Chennai）米納克什‧恩摩牙科大學（Meenakshi Ammal Dental College）的研究學者，設定要判定油漱療法對轉醣鏈球菌（S. mutans）的影響，這種細菌是造成牙菌斑和齲齒最主要的原因。十名受試者被指示在每天早上刷牙前，用油漱口十分鐘。牙菌斑和唾液裡的轉醣鏈球菌會被依二十四小時後、四十八小時後、一個星期後，以及兩個星期後的時間單位，各作數量測量。

研究學者發現，**油漱療法顯著地減少了轉醣鏈球菌的數量**。研究學者表示：「報告裡，使用油漱療法後，牙菌斑和唾液中的轉醣鏈球菌的數量，最終都有減少。」並且表示油漱療法將會是維持口腔衛生的有效方式。（註3）

研究學者承認他們並不清楚油漱療法究竟是如何運作的，但是他們認為很可能是油的黏性，抑制了細菌附著與牙菌斑形成的情況，又或者是**油與唾液形成的乳化混合液，就像是洗滌劑一樣，清除了細菌，有如洗手時，肥皂與水和在一起所形成的功效。**

印度維魯德胡那加縣（Virudhunagar）的VHNSN大學（Virudhunagar Hindu Nadars＇Senthikumara Nadar College）的研究學家，也進行了一份類似的報告。在這份報告中，油漱療法被判定，對減少轉醣鏈球菌與嗜酸乳酸桿菌（Lactobacillus acidophilus，又稱A菌）的數量有影響。十名口腔中正好有齲齒發生的受試者被選中，油漱療法前後，都會進行細菌量的檢測。每日一次的油漱療法，連續進行四十天之後，受試者口中的細菌總量減少至33%。

研究學者對油漱療法的結論就是，「它能有效減少細菌滋長與黏著。」（註4）他們同時也建議，將油漱療法當成維持口腔衛生的有效

方式。

　　另一份由米納克什・恩摩牙科大學所進行的報告是，評估油漱療法對二十位青年口中，牙菌斑與唾液裡的轉醣鏈球菌的作用。（註5）和先前的幾份報告一樣，研究學者做出了結論，**「進行油漱療法之後，牙菌斑與唾液中的轉醣鏈球菌真的減少了。」**雖然他們並不知道油漱療法究竟是如何作到的，他們的理論是，可能是油能夠抑制細菌黏著以及牙菌斑的共集合。他們認為另一種可能的機理是，由於油脂的鹼水解作用，發生了皂化，又或者是產生了「製作肥皂」的過程。當油碰到唾液中的鹼，像是碳酸氫鈉時，製造肥皂的過程就會被啟動。肥皂是很好的清潔媒介，因為它們是活性乳化劑。乳化是一種過程，像植物油這種不溶性脂肪會被打碎成小液滴，並在水中散開來。乳化會大量提增油的表面區域，進而增加它的清潔行為。

　　隨著使用油漱療法的人口不斷增加，肯定會有愈來愈多的報告，出現在世界各地的醫學與牙科期刊裡。這些報告無疑會提供愈來愈多證據，證明油漱療法的效用，證明它是預防與治療口腔以及系統性感染症的方法。

油漱的基本步驟

　　牙齒是生命能否長久延續的關鍵，只要好好給予妥善照護，就能夠延年益壽。從我們小時候開始就被教導關於口腔衛生的重要性，並且要我們每天記得刷牙和用牙線清潔牙齒。然而，大多數人絕對無法想像口腔衛生對我們整個身體的健康究竟有多麼重要。先撇開刷牙、牙線潔牙和定期去牙科檢查不談，我們整體的牙齒健康其實並不樂觀。是的，有一口潔白整齊的牙齒，我們就能發出一個燦爛的微笑，但是外觀其實是會騙人的。**因為現代牙醫學的突飛猛進，使得我們嘴巴的樣子都看起來相當健康完美，然而在這些潔白牙齒背後可能潛藏的是一座毒素廢棄場。**

　　牙周疾病與牙齒蛀蝕的問題比我們所想的還要普遍。**美國統計顯示在十七歲的年齡層中，約有60%的人會有牙周疾病的早期徵兆，而在五十歲的年齡層中則約有80%的人有更嚴重的牙周疾病。整個世界就約有90%的人都會患有這樣的疾病。**大多數人的牙齒健康實在是差強人意，在六十五歲的年齡層中，每三個人就會有一個人的牙齒會全部掉光。當你六十五歲的時候，你還能保住多少顆牙齒呢？不管你有多照顧你的牙齒，或者是你的牙齒有多整齊漂亮，想也知道你現在肯定會有一些牙周疾病與牙齒蛀蝕的問題。

　　即使你沒有做根管治療或因牙床膿腫導致你身體的其他部位出現併發感染，嘴巴裡的細菌仍可以藉由各種牙齒治療來進行散布，其中還包括刷牙（註1）。當牙齦受到感染時，就容易流血，即使是最柔軟的刷毛都還是會刷破牙齦的微血管，這簡直就是為細菌開了一道寬敞的大門，讓細菌能趁機進入到血液之中。

　　傳統的口腔衛生無法充分證實這一點，但是可以藉由牙齦的高致病率（90%）與仍持續增加中的口腔相關全身性疾病（心臟疾病、關

節炎、哮喘等等）的致病率來予以證實。油漱療法的確是一種可以做到減少微生物群體，和改善口腔與全身健康的好方法。

油漱的步驟

油漱是一種非常簡單的療法，你唯一需要做的僅是將椰子油或玄米油（植物油）含在嘴裡漱一漱。**我建議你可以使用椰子油，用量差不多在兩到三匙（一茶匙＝五毫升）之間。**用量必須以使用起來不會出現不適爲前提來斟酌。對許多人來說，三匙（一大匙）就太多了，兩茶匙其實差不多。你不會想要用太多的量是因爲必須留一些空間給唾液分泌。

過程中嘴巴要記得一直閉著，並在嘴裡開始攪動這些油。透過吸一吸、推一推和漱一漱，讓油穿過你的牙齒並布滿口腔的每一個地方。**放輕鬆並保持油和唾液持續在你的嘴巴漱口十五到二十分鐘**，這樣的過程聽起來好像會很久，不過如果你同時去做其他事情的話，就不會覺得時間如此漫長了。你油漱的時間愈長，所獲得的效果就可能會更好。**有些人發現如果他們做完整整二十分鐘的油漱，就能消除身體上的某些健康問題**，但是如果他們縮短到未滿十分鐘的話，他們本身的健康問題還是可能再復發。

切記不要去「漱」油！（這裡的「漱」是指頭仰著天去做漱口的動作，像是在玩含水講話的遊戲一樣。）仰天漱口的方式可能會讓你不小心吞進一些油，而有作嘔的情形，這會使你將油吐出來，甚至會開始嘔吐滿地。

　　切記不要把油吞下去。因為嘴裡的油已經吸附了許多細菌和毒素，你不會想要把那些髒東西吞進肚子裡。如果當你在進行油漱時不慎吞了一些油的話，別擔心——不會因此一命嗚呼——不過還是要盡量避免。當你在翻攪那些油的時候，你嘴裡會開始分泌唾液，當唾液與油混在一起時，就會使油呈現**乳化**，進而變化成乳白色的混合物。如果油沒有呈現乳白色的話，就表示你嘴裡「翻攪」得還不夠。一般來說，只需要用力油漱個幾分鐘，顏色就會開始轉變了。

　　當你正在油漱，有時候可能會在喉頭處產生一些黏液，你不會想要體驗這種噎住的感覺。如果必要的話，把油吐出來，並且把你喉嚨的黏液清理乾淨，接著再含一匙新的油繼續進行油漱。你不需要再從頭開始進行，只要從你中斷的時間繼續進行到約滿二十分鐘為止即可。

　　當唾液布滿整個口腔時，你可能在準備停止油漱之前就已經沒有空間去動作。此時，你可以整個吐掉再另外含一匙新油，或者你也可以直接吐掉一部分再繼續進行油漱，這也是另外一種解決方案。同樣地，要讓油持續在你嘴裡翻攪整整十五到二十分鐘。在二十分鐘結束之前，有些人會需要先吐掉一次或兩次部分的油，這也是沒問題的。

　　把油吐在垃圾桶或是塑膠袋中即可。我不建議你吐在水槽或是馬桶裡，因為經過一段時間後可能會造成阻塞。**吐完口中的油，要記得喝水漱口，把口中剩餘的油清乾淨。**你的嘴巴和喉嚨可能會覺得很乾，那麼不妨喝杯水來潤喉。

　　你可以在一天中的任何時間進行油漱療法。一般來說，**一天至少要在早上吃早餐之前進行一次**。油漱療法其實可以在空腹時進行，特別是當你正要開始接觸這項療法的時候。有些人會難以接受把油放進

的嘴裡，因為他們不喜歡油的口感與質地。當他們在翻攪油的時候，可能會導致窒息、噁心、或甚至在飯後進行也可能造成嘔吐不息。其實只要經過幾天的使用，你就能習慣油在你的嘴中，這樣一來，油漱對你來說就不會再是一件煩人的事情了。

大多數的建議都說要在飯前或是空腹（飯後至少三到四個小時）時進行油漱，這對剛進行的初學者來說可是相當重要的事。一旦開始習慣油漱，並且不會對此感到不適，你就可以在任何時間進行了，甚至在餐後進行也可以。之所以不建議在餐後馬上進行油漱的原因，是因為在肚子飽的時候進行，很有可能會讓你覺得噁心不適。另一個原因則是**因為在你口中的細菌量會在餐前到達最高**，但在餐後的細菌量卻是最小值。當你吃東西的時候，會有許多細菌被分解並跟著食物一起吞進肚子裡。因此，如果你在餐前進行油漱，就能夠消除更多口中的細菌了。

你或許可以在進行油漱之前喝一些水。這建議相當中肯，尤其當你天生就是容易口乾舌燥，或是容易脫水的體質。在油漱的過程中需要唾液的協助，所以為了能夠製造唾液，你的身體需要充分地保有水分。**唾液有助於消除細菌並與細菌對抗，還能夠均衡調節酸鹼值。**（編註：補充卵磷脂可有效協助唾腺分泌唾液。）

油漱的步驟如下：

- 在空腹的狀態下開始進行，也可以事先喝一杯水，其實更鼓勵這麼做。
- 取兩到三匙的**椰子油**含進嘴裡。

- 吸一吸、推一推、漱一漱，讓油浸遍牙齒與牙齦各處。

- 最後油和唾液的混合物會變成乳白色（皂化反應）。

- 在嘴裡持續漱十五到二十分鐘。

- 把油吐進垃圾桶中。

- 漱口並喝上一杯水。

- 一天至少進行一次。

　　養成每天定時進行油漱的習慣，通常在早上剛起床、還未吃早餐的時候進行最佳。油漱的時候可以做其他事情來有效運用時間。可以穿衣打扮、洗個澡、剃鬍修毛、化妝、做早餐、看報紙等等。

　　如果嘴裡有正在進行的感染或是其他嚴重的健康問題，一天可以做兩次、三次或者更多次去加速療癒的過程。在餐前油漱是最好的時段，因為你就不會忘記去做了。

　　如果一開始難以接受油的口感，可以加幾滴肉桂油或薄荷油在椰子油中，這也有助於清新口氣。在你覺得可以接受油漱之後，就可以停止添加這些增添口感的輔助油了。

　　一開始可能會覺得好像難以在嘴裡油漱漱滿二十分鐘。當我剛開始進行油漱時，有幾次也是失敗的。有一些黏液會在我喉頭處使我咳嗽、打噴嚏，以致於我在找到垃圾桶之前就不受控制地從嘴裡噴出一些油來，那看起來可真是一塌糊塗啊。之後我就知道要在旁邊準備一個杯子或者是垃圾桶，以防我突然想吐出嘴裡所有的東西。現在我已經更習慣去含著一嘴的油，而且也不用從我嘴裡吐出油就能清一清我的喉嚨、咳嗽和打噴嚏了。

　　五歲的幼童就可以進行油漱療法了。根據他們年紀的不同，給予

一天中口腔內的細菌量

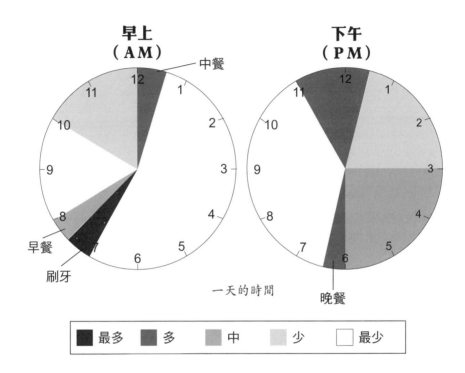

早上
（AM）

下午
（PM）

中餐

早餐

刷牙

晚餐

一天的時間

■ 最多　■ 多　■ 中　■ 少　□ 最少

　　這張圖表顯示口中的細菌量在一天之內的變化。**在進食的過程中，細菌會積在食物和唾液之中，最後就會被一起吞進去。細菌在早上吃早餐之前的量會到達最大值，刷牙並無法有效消除細菌。整個牙齒只有占口腔的百分之十而已，就算牙齒完全清潔乾淨了，整個口腔的百分之九十依舊是不乾淨的。**在刷完牙之後（早上七點半），細菌量會維持在較高的數值。在用完早餐之後，細菌就會增加到幾乎是未用早餐前的數量（在中午十二點時）了。在吃完晚餐之後，細菌量就會到達最小值。睡覺的時候，細菌就有機會不受干擾地繁殖增加了。**在睡眠期間，唾液的分泌會相對減少，所以會大大提高細菌的增長。**這就是為什麼在早上進行油漱是一件相當重要的事情。在餐前油漱可以消除最多細菌，以及減少細菌與食物一起吞進肚子裡的機率。（出處為史萊勒茲與布朗〔L.W. Slanetz and E.A. Brown〕[註2]）

141

他們一到兩匙的油漱，或者是他們能夠接受的量。因爲一個小孩的注意時間（Attention Span，專注於某項事情之中的時間）很有限，所以建議將小孩子油漱的時間限制在三到五分鐘。加一點調味油可能會讓小孩更容易接受。結束之後記得確認是否已將油全部吐出，**以及小心別讓小孩把油吞進去**，那些調味油可是很容易就會被吞進去的。

　　人們健康上的小狀況在短短幾天之內就能獲得好轉。許多重症可能得花上幾個月、一年甚至更久才得以康復。

油漱的最佳用油是什麼？

　　卡拉克醫師（F. Karach）提到了精製葵花油。一些阿育吠陀的著作中提到油漱正是油漱療法的典範，其中指定使用芝麻油來作爲油漱療法的用油。當說到油漱的時候，這些油都是最常被提到的，而且會不假思索地選擇這些油是因爲它們都是印度（阿育吠陀醫學的發源國）一般人家中隨手可得的油。兩種油都能發揮出相當好的功效，但不論是哪一種油其實都有效，並早已被廣泛使用了。

　　有些人會毫無理由地聲稱必須使用葵花油、芝麻油或者是提煉油、有機、冷壓等油類。然而，事實上任何一種油都有效，而且人們都能夠藉由使用各式各樣的油來獲得正面的效果，**其中還包括橄欖油、花生油、椰子油、芥花子油甚至是全脂牛奶。這些全部都是有效的，也不論它們是不是經過提煉或者是不是有機品**。

　　我個人比較偏好使用椰子油，不論是初榨椰子油還是精製椰子油都可以。精製椰子油會比較便宜，而且也比較經濟實惠。我之所以選

擇椰子油的原因，是因為我想要使用一種健康油，而椰子油會遠比葵花油、芝麻油或其他任何植物油還要健康許多。我同樣也偏好一種擁有清淡口感的油，也就是卡拉克醫師（F. Karach）所提到的「精製」葵花油。許多未精製的油，如初榨橄欖油和芝麻油都會有著一股很重的味道。有些品牌的初榨椰子油其實也是同樣的重味，但那是因為製造過程的差異使然。**一個好的初榨椰子油品牌則是要有令人喜愛的清香椰子口感**，而加工過（第二道非初榨）的精緻椰子油本來就是沒有椰子味道。

如果使用椰子油對你來說是一件陌生的事，你或許會意外地發現在室溫之下，椰子油其實可以是液態，也可以是固態。天然的椰子油本身就有相當高的熔點（華氏七十六度＝攝氏二十四度），而且就像前面所提及的，它是一種液體，就像大多數的植物油一樣。然而，若在這個溫度以下便會開始凝固，所有油類其實在這個溫度下都會產生一樣的結果。不過，橄欖油在室溫之下還會呈液體，但是只要把它放進冰箱，就會凝固成固體。

我總是會在廚房的檯面上放一罐椰子油。在夏天的時候，椰子油通常會呈液體改變。在冬天的時候，它就會開始凝固。當我想要進行油漱的時候，我會舀一匙油到一個小型的玻璃容器中，接著在爐子上加熱約一分鐘，椰子油就會快速地融化。

開始油漱後，可能經歷什麼？

療癒危機

我們的口腔就是一大堆眞菌的家，而這些眞菌最後會設法去進入

到整個身體之中，接著免疫系統就會因為要和這些侵入者長期抗爭而漸漸負擔過重。開始進行油漱的時候，就等於是在攻擊這些微生物侵入者的家一樣，而且會大幅減少他們的數量，這會為負擔過重的免疫系統帶來大幅地紓解，也就是說，免疫系統能夠好好專心地去做清理清潔的工作——排毒和療癒身體。此時的免疫系統就能夠消除毒素和那些或許已經累積與打擊你身體好幾年的髒東西。

油漱療法可以產生一個強而有力的排毒效果。即使是第一次進行油漱，也可能體驗到相當程度的淨化過程。淨化過程一般在前幾個星期中會是最激烈的，這其實很合理，**從一開始就有驚人數量的微生物和毒素寄生在你的口腔、喉嚨和鼻竇之中。因此，療程中可能會讓你感到反胃或是噁心不適。你可能會因為喉嚨中所產生的黏液而造成作嘔反應，**進而在幾分鐘之後吐出油。這其實是沒有關係的，只要清一清你的喉嚨，再含另一匙新的油，持續進行到完成十五到二十分鐘的油漱過程。

在油漱過後，黏液或許還是會持續從你的喉嚨和鼻腔中分泌長達一整天。**你可能會覺得自己像是罹患感冒一樣，而且你的喉嚨甚至會「疼痛發炎」。**別擔心，你並沒有生病，你的身體還在持續著一開始油漱所引發的淨化過程。

當你的身體排完毒了，你可能就會出現某些淨化的症狀——流鼻水、噁心、嘔吐、腹瀉、皮膚問題、不適、疼痛、頭痛、發燒、心神不定、疲累等等。既有的健康問題，如關節痛、牛皮癬（Psoriasis）、失眠和一些也許是一次性的激烈症狀。**淨化排毒反應通常只會持續個幾天，**最多到幾個星期，讓身體在不受干擾的情形之下完成淨化過程吧！持續進行油漱並且避免透過藥物去治療症狀，草

藥和維生素一般來說是沒問題的，因為他們並不會干預到淨化過程。藥物對於身體多半都是化學異物，而且只會造成免疫系統的負擔，產生更多要處理和消除的髒東西，它們會減緩、甚至阻絕療癒的過程。

當淨化排毒反應發生時，這就被稱為「療癒危機」（healing crisis）。它之所以被稱為「危機」是因為它所引發的症狀都是令人不適的。然而，療癒危機是相當有益的現象，它是一種身體正在治癒它自己的象徵。如果你服用藥物去使這種反應中止的話，整個療癒過程也會因此終止。舉例來說，如果你在流鼻水的時候，服用鼻塞藥（decongestant）就會抑止這樣的症狀，然而，**毒素是藉由黏液排出的，抑止黏液分泌只會使毒素失去排出身體的管道，而讓它們繼續深植於你的體內組織。**

透過油漱療法所引發的症狀類型會因人而異，有人可能會鼻塞和頭痛，也有人可能會突然起疹子，也有人只會出現隱性的症狀。所以如果有的話，你也無法預測出你可能會出現哪些症狀。我們都各自有著不同的遺傳背景（genetic background）、飲食、生活習慣等等，所以我們的身體也都會在不同的淨化過程中各自出現不一樣的反應。

並不是所有人在油漱的過程中都會出現不適的症狀，通常會出現的明顯症狀只有一些黏液分泌。經過一段時間之後，當身體變乾淨、健康了，症狀就會稍微減輕了。

有時當人們經歷到療癒危機，他們常會感到困惑，誤以為油漱並不適合他們，或者是油漱讓他們生病了。當他們停止油漱之後，症狀就會消失，於是他們就以此為證，認為油漱會傷害他們的身體。他們也許會聲稱油漱對他們無效，或者甚至認為它是有害的。當你開始進行油漱療法，你必須注意到，可能會產生一些不舒服的症狀。無論如

何，在嘴裡漱那些植物油都不會是一件有害的事情。它是一種最有益健康、更是在排毒和淨化身體方面中最有效、天然的方法之一。

如果要更深入了解關於療癒危機，或是了解如何與病害危機（疾病）做區別，在危機之中，什麼該做、什麼不該做等問題，請閱讀我的另一本著作《療癒危機》。（請參閱本書末頁的參考書目）

補牙填充物鬆脫

有些人指出油漱會使他們的補牙鬆脫，吸和漱的動作會移動、鬆脫補牙的填充物。雖然這聽起來很糟糕，但卻並非是一件壞事。如果當你進行油漱的時候失去牙裡的填充物，那就表示填充物已經開始鬆脫了，因此必須取出來。然而，為什麼會鬆脫呢？不良的牙醫技術或是持續性的蛀牙。同樣地，最好的解決方法就是重新裝填新的填充物。

並不只有老舊的填充物才需要擔心，即使是新的填充物也會鬆脫。如果是這樣的話，那就表示牙醫的技術實在是太差勁了。以致於填充物無法牢牢地待在牙齒裡頭。此時，細菌就會趁機從周圍滲出到填充物下方，並且導致更嚴重的蛀牙，最後才會造成填充物的鬆脫，你還很有可能因此失去那顆牙齒。

如果在油漱的時候有填充物鬆落的話，那就真的是太幸運了，特別是如果填充物是汞質合金（Amalgam，有致癌風險），這次你就剛好可以更換比較安全的填充物了。如果鬆脫的填充物是比較新的話，**就請別再去同一家牙醫更換填充物了。如果那位牙醫無法在一開始精準地補好牙，那麼很有可能下一次還是無法準確地補好牙，請再另外找一位技術更好的牙醫吧。**任何在油漱的時候足以鬆落的填充物，都

必須在它引發更嚴重的問題之前被發現才行。

油漱如何發揮作用？

　　油漱是最簡單的療法之一，還是在自然醫療之中最有效的療癒工具之一。對很多人來說，光靠在嘴裡油漱就能產生如此顯著的效果，並且能治癒令人衰弱的退化性疾病，皆是令人難以置信的。油漱究竟是如何發揮作用的呢？為什麼把油放進嘴裡就能在健康上帶來如此驚人的改善呢？

　　其實油本身並不會產生什麼療癒的效果，而是要靠身體去進行療癒行為，油唯一能做的就只是提供一個讓身體治癒自己的管道（**編註：由於動物的細胞膜皆為脂肪結構，因此在細胞內營養傳遞的途經上，油（lipid）提供了一個無需耗費能量（ATP）的營養傳遞機制，不費力的將夾帶的營養物質帶入細胞。**）我們的身體是一個相當神奇的器官組織，我們早已在自己的身體內植入能從各種傳染或退化性疾病中治癒的能力了，如果可以適當給予身體機會，它就能做得到。透過消除那些發病的症狀，並且提供你的身體一些能夠去重建與維持良好健康的媒介，如此一來你就能克服任何疾病。

　　油漱能夠消除嘴裡破壞健康的致病微生物和毒素，而它是如何發揮神奇的功效？其實根本沒什麼神奇之處，只是一種基本的微生物常識而已。**大多數寄生在口腔中的微生物都是由單細胞所組成，這些細胞會被那些如同人類細胞膜上面的脂質或脂肪膜給包覆起來，由於脂質防水的特性，唯有用脂肪才能有效滲透細菌的外膜。**

把油（脂肪）和水混合在一起時，會發生什麼事呢？它們會彼此分離開來，油和水本身就是互不相容的。不過當你將兩種油加在一起時，會發生什麼事呢？他們會結合在一起。因為同性相吸的道理，所以它們會結合在一起，這就是油漱療法的祕密。**當你把油放進嘴裡時，那些微生物的脂肪膜就會被牽引在一起。當你把那些油在牙齒和牙齦之間漱得嗖嗖響的時候，細菌就會被篩出來，就像是被吸到一個強力的磁鐵一樣。躲在牙齦的裂縫中、牙齒的細孔和細管中的細菌會從他們的藏身之處被吸取出來，並牢牢地鎖在油漱的混合物之中。你將嘴裡的油翻攪得愈久，就有愈多細菌會被吸引出來。**二十分鐘之後，嘴裡的液體就會充滿許多細菌、病毒、以及其他微生物，這就是為什麼你寧願吐掉它都不會想要吞下去的原因了。

卡在牙齒之間的食物殘渣也同樣可以藉由油漱來清理乾淨。大**多數的殘渣也同樣會在油漱的過程中被油所吸引，不然它也會被唾液（水性）吸引住，依舊會被漱出來。**因此，油漱的確能夠從你嘴裡「吸取」出細菌和食物殘渣（來自他們吃下的食物，而當唾液一起加入到嘴裡的油之中時，同樣也能幫助對抗某些細菌，以及均衡調節酸鹼值。因此，每當你進行油漱，就能消除那些致病物質並增加療癒效果，免於要不斷擊退口腔感染、滲入細菌與毒素的負擔，身體就能夠專心致力在自我療癒上了。感染發炎得以抑止、血液化學作用也得以恢復正常、受損的組織也得以修復、整個健康狀況就會好轉。

口腔（消化道）生態學

嘴裡的菌蟲生態類型會對我們的身體帶來極大的影響。在我們嘴

裡所寄生的生物體基本上都是同樣類型的，然而，每個人口腔中的微生物比率卻不盡相同。寄生在健康的口腔中的生物體和不健康口腔的那些生物體有著相當驚人的差異。某些細菌會在其他生物體減少的時候增加數量，致病細菌的層級愈高，人們就愈有可能會罹患口腔或是全身性疾病。減少那些討厭的口腔細菌，就能降低引發疾病的風險。

細菌和其他微生物不會自己去找我們的嘴巴，而是我們的嘴巴自己去招惹它們的。我們口腔的狀況造就了一個能滿足某些生物體的環境，並且讓它們足以繁殖生長。一個健康的口腔（和健康的身體）也會相對充滿較多的益菌。一個不健康的口腔則會引來有害的菌體。如果你想要擁有一個比較健康的口腔和身體，那麼一定要改變你嘴巴裡的「環境」才行。

研究人員試過各種方法去改變人們嘴裡的微生物，結果發現其實可以藉由口腔清潔（有抗菌效果的洗牙、甚至使用抗生素）去「暫時」改變這些微生物。然而，普通的寄生體和彼此的相對比例也會跟著重新洗牌。把口腔中的細菌殺死，有助於減少細菌的數量，但是那並不能改變各種微生物在口腔中的繁榮生長。所謂的有益菌體可以阻止或是甚至消滅更多的煩人細菌，因此，**增加益菌的數量將有助於降低壞菌的數量，並且有效地抑止壞菌的繁殖**，這樣的觀念已經證實對於維持良好腸道環境是有助益的。一些如優格和德國酸泡菜（Sauerkraut）等人工食品的乳酸菌和口服益生菌則有助於擴大益菌的數量，以及抑制那些麻煩鬼（有害菌），如此一來就得以紓緩各種消化不良的情況。

這個觀念同樣也被試用於一些口腔裡的微生物族群。一位來自哈佛大學牙周病的臨床副教授西格蒙德・薩克蘭斯基（Sigmund

Socransky）也運用過這個觀念。薩克蘭斯基副教授說：「我們想要讓『壞人』變成『好人』。我們的確試過，但結果顯示這個概念是難以成功的。」薩克蘭斯基副教授和同事們放入十億個益菌到自己的嘴巴裡漱一漱，然而，『好人』無法一直存在著。因此，他們把這些益菌做成膏狀物塗在他們的牙齒和牙齦上，結果也不盡如人意。之後，薩克蘭斯基副教授將牙線浸滿益菌，並且將其纏繞在每一顆牙齒上，放置一晚的時間。最後，「這些益菌大多在四、五天內就會消失。」

　　薩克蘭斯基副教授增加益菌的想法是正確的，但是他所用的方法卻錯得一塌糊塗。任何一種**生態棲位優勢**（ecological niche）都指向微生物是否能大量繁殖生長取決於所在棲息地的環境。舉例來說，如果你把一隻親水的青蛙放到一座沙漠中，那隻青蛙一定很快就會乾渴而死。沙漠的環境無法滿足青蛙所需，因此，不論放了多少青蛙到沙漠裡，牠們還是無法存活。

　　同樣地，口腔裡的生態不會因為你所植入的益菌而輕易改變。你嘴裡的「環境」絕大部分是由飲食和生活習慣所建立起來的。**因此，為了要永久改變嘴裡的「環境」，就必須要從飲食和生活習慣上去做改變。**

　　油漱在消除所有種類的真菌以及減少潛在有害的微生物數量上創造了驚人的奇蹟。然而，這並非是一個完全正確的解答，因為那無法改變口腔裡給予有害細菌繁殖生長的基本環境。油漱能夠減少口腔裡整體細菌的數量，但不能改變好壞菌體的比例，這就是為什麼我要開發出油漱療程。這整個療程的設計主要是藉由永久改變口腔生態的健康狀況，去治癒口腔與身體。

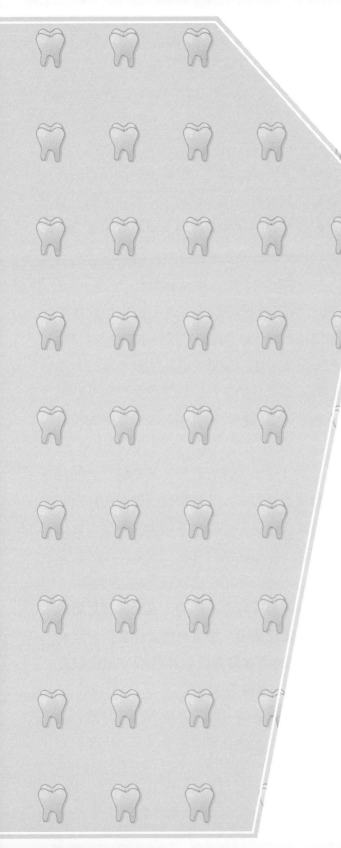

第 7 章

普萊斯博士有關飲食
與蛀牙的相關研究

油漱療法

　　我常常聽到人們抱怨說他們試過油漱療法，但是他們卻沒有因此好轉。有些人甚至聲稱油漱反而讓他們的情況更糟了！爲什麼油漱能爲一些人帶來驚人的療效，但還是會有其他人認爲油漱一點效果也沒有呢？

　　油漱是一種有效的技術，不過它並不是一種萬靈藥。

　　油漱是一種有助於從嘴裡消除有害細菌的工具，這也是油漱本身的目的。如果嘴裡有正在進行的感染的問題，那麼油漱就可以將那些有害的細菌給汲取出來，並給予身體一個機會能夠治癒它自己。因此，能帶來療效的並不是油漱，而是身體本身。如果身體沒有進行療癒的話，那也不是因爲油漱無法帶來任何效果，那是因爲你的身體無法進行療癒行爲。

　　爲什麼身體無法療癒自己呢？理由其實有很多。當你讀了一些其他人的成功案例時，你就會變得過度自信，並且相信油漱會在一夜之間解決你所有的健康問題，這實在是很不切實際的想法。如果你有一個已發病十或二十年的健康問題，你不能期待能在一夜之間就能完全康復。記住，油漱並不會治癒你，身體才是能進行自我療癒的關鍵。然而，身體進行療癒卻是相當費時的。**你不能期待一根斷掉的骨頭能在幾天、一星期或兩星期就得以痊癒康復，那麼爲什麼你會期待其他方法可以快速達到治癒疾病（特別是會發病好幾年的慢性退化性症狀）的效果呢？必須要務實一點地來看待油漱療法。**

　　療癒效果無法迅速奏效的另一個原因，因爲你沒有准許身體去進行自我療癒。如果你的身體因爲不良的飲食習慣和生活習性所致病，

就無法期待能獲得相對的療效，除非可以矯正那些壞習慣。這就像用一把鐵鎚一直敲自己的大拇指，就算你貼了OK繃也是無濟於事的。別再做那些會傷害健康的事情，讓身體能夠進行自我療癒。

油漱會做它該做的事情，不過如果你的病跟口腔健康毫無關連的話，可能也無法帶來你所預期的療效。不是所有的疾病都源於口腔感染，疾病也可能是因為腸道失衡、一個發炎的傷口、性接觸、基因缺陷或者是其他的因素所造成的。**有些同質微生物會感染我們的口腔，或者在我們的血液之中大肆破壞**，它們同時也可能寄生在皮膚和其他的環境之中，透過其他管道進入我們的身體裡。即使如此，油漱能夠透過減輕免疫系統的壓力去發揮作用，所以油漱依然可以算是相當有效的方法。

我所開發的油漱療程不只是原本的油漱法而已。我將油漱轉變成一種提升健康的療程，這個療程能夠強化免疫系統、擊退傳染病、提升營養的吸收、使血液化學作用也得以恢復正常，並且消除那些有害身體的影響。效果會比單靠原本的油漱法還要更快速、更完善、更全面。

下面關於這個療程的各個觀點，都是根據本章末頁的整體療程摘要所討論出來的結果。

健康的飲食

飲食對於我們的身體健康扮演著核心的角色。英文有一句諺語：「你吃什麼，就像什麼。」（You are what you eat.）就講得非常正確。

如果你所吃的全是垃圾食物，那麼感覺就會像是被一堆垃圾纏身一樣，而且健康狀況就有如垃圾場一樣不堪。擁有一個健康的飲食、攝取富含營養的食物，就能提供你建構身體所需要的磚塊（營養）去建立並維持一個健康的身體。

　　大多數人都了解健康飲食的重要性，而我們大多都不懂的是，怎麼樣才能建立健康飲食。有些人相信如果他們每一天攝取兩種蔬菜，就算是擁有一個健康的飲食了。其他人則相信如果他們能夠如願減肥的話，不管他們到底吃了什麼，都算是一種健康的飲食。

　　如果你問十個人在他們心目中怎樣才算是健康的飲食，你會得到十種不同的答案。有些人會說低脂飲食，而其他人則會說低碳水化合物（低澱粉、低糖）飲食、體重觀察家的節食法（weight watcher's macrobiotic）或者是區域飲食（zone diet，在攝取總卡路里能量比例中，有40%的卡路里為醣類、30%的卡路里為蛋白質、30%的卡路里為脂肪的一種能量比例分配飲食方式），也有人會說素食是個好主意。這些飲食法之中到底哪一種才是最好的呢？新的飲食術和趨勢一直不斷地冒出來，所以人們也會因此感到困惑。這些飲食法大多數是針對減重來設計的。減重用的飲食法不一定就是最健康的方法，也沒有一個方法是肯定能一直使用到進棺材的。排毒飲食法也是一樣的道理，那些飲食法是為了能快速清理身體，但卻不適合長期性使用。畢竟，誰會想要一輩子都只能喝果菜汁過日子呢？這些飲食法的確具有一些有益健康的用途，但以長期來看，需要的是一個營養滿分、節制卡路里而且還要美味又安全的飲食習慣。

　　在關於食物與飲食的好與壞之間，有著許多互相矛盾的見解。你無法相信那些所謂的專家，因為他們也無法認同他們自己。有些人說

飽和脂肪、膽固醇和紅肉（暗紅色的生肉，尤其是牛肉、羊肉、雞腿肉）是不健康的，卻也有其他人不以為然，並且認為碳水化合物和加工過的穀類才是不健康的，分歧見解不斷的出現，你應該相信誰呢？答案就在這裡。

可以研讀一些營養學，並且推擬出一套所需要的飲食法，但是真正的考驗就在於，哪一套才是能在現實生活中奏效的方法。一個健康的飲食所需的條件之一，是能使身體強化，讓身體足以具有擊退疾病、維持良好健康生活到老的能力。遺憾的是，我們現在所謂的西式飲食並無法產生這樣的功效。先不談減少膽固醇、停止攝取飽和脂肪以及其他的規定標準，退化性疾病的罹患率都已快上升到歷史新高，而且新型疾病也是不斷地出現。那些一度被認為是老人病，如成年型糖尿病（adult-onset diabetes，第二型糖尿病）和關節炎開始出現在愈來愈低的年輕族群身上。目前的膳食指南簡直就是一場災難。因此，答案究竟是什麼呢？

找到理想飲食的關鍵就在於，那些不容易引發退化性疾病（包括蛀牙和牙齦疾病）的人們身上。人們是無法藉由不良的飲食去獲得健康的，因此，健康的人就會有一個健康的飲食習慣，但如今很難去找到符合這個條件的人。隨著國際貿易的興盛，現代的西方食物得以推廣到世界各地，結果心臟疾病、糖尿病、和其他退化性疾病現在也迫害到整個世界了。

在二十世紀一開始，和今日不同，世界上有許多人仍然無法接觸到現代食物，也不會受到被那些所謂現代文明病的侵害。感謝威斯頓‧普萊斯博士（Dr. Weston A. Price）開創性的作為，他記錄下那些健康的部落以及其飲食。普萊斯博士在一九二〇年代匯集了最龐大的

局部型感染研究，而在往後的幾年內，他也發現了退化性疾病與飲食之間的關連。

在普萊斯博士身為執業牙醫的長久職業生涯之中，他觀察到，有可能罹患退化性疾病和口腔問題的人數逐年攀升。在他快退休時，口腔問題的罹患率，比起他早年時碰到的還要嚴重許多。而在二十世紀初食物的加工製造技術進行了徹底的改革，只為了滿足快速增長的人口。

氫化榨油技術（hydraulic press）的發明，以及使用氫化處理的植物油，改變了飲食中油和脂肪的角色。在一九二○年之前，動物性脂肪和熱帶油（如椰子油）在飲食中是最常被使用的脂肪，菜籽油不常被使用的原因在於提煉菜籽的高難度與高成本。氫化榨油技術能夠簡化整個提煉過程，因而使植物油能夠比動物性脂肪還要便宜。**氫化處理的技術也把便宜植物油轉化成凝狀脂肪，藉以替代價格較高的動物性脂肪。豬油和奶油也因此讓位給白油**（即烘焙常用的酥油vegetable shortening）和人造奶油（即乳瑪琳margarine）。

此外，糖與麵粉的生產也變得更加自動機械化了。從一九○○年到一九三○年，**糖的消耗量增加了十倍，白麵包變成飲食中的主食。**麵包變得更輕、更柔軟、並且憑藉著防腐劑的功效，變得可以長久保存不腐壞。果凍、果醬、罐頭食品以及所有甜食開始遍布整間商店和廚房的架子上。防腐劑、調味料、人工色素，以及其他化學物質都被添加於加工食品之中。過去飲用的生乳（raw milk，指剛從乳牛身上獲得的奶水）如今經過加熱殺菌且均質化。現代化食物製造業的時代來臨，而美式飲食，同時也代表整個西方世界的飲食，開始有了戲劇性的巨變。

當食物加工技術出現時，飲食因此有了轉變，此外一個有趣的現象也開始發酵。這個現象微小到沒有幾個人察覺，但事實上，一些罕見或者不曾聽過的疾病也開始逐漸增加。在一九二〇年代之前，幾乎沒有人聽過的冠狀動脈心臟病（最常見爲心肌梗塞）的罹患率開始急速提升，到了一九五〇年代時已經成爲全國人口死因的第一名了。有趣的是，到現在仍然有人常會把心臟疾病的致病因素歸咎到動物性脂肪和膽固醇身上。然而，二十世紀初時，動物性脂肪是飲食中的主要脂肪攝取來源，飽和脂肪和膽固醇比現在還多，但心臟疾病卻很少見。

普萊斯博士在有生之年見證了這個在飲食上的巨大轉變，以及口腔與退化性疾病的崛起，他想知道這些在飲食上的改變是否跟健康的衰弱有關。他開始尋找答案。他的計畫是將採用傳統飲食的人與那些食用現代加工食品的人來做比較。爲了避免被其他可能影響健康的因素所左右，進行實驗的人必須要擁有相同的遺傳背景，以及居住在相同的地理位置，兩邊唯一的差異就只能在飲食上。

現在幾乎已經不可能找到只靠傳統食物來維生的人了，現代食品已經遍布世界各地。不過，在一九三〇年代，卻仍有許多人還是不肯接受現代化的影響，只依賴祖傳的食物來維生。

普萊斯博士花費十年左右的時間環遊世界，並且旅居當地去研究這些居民。他跑到瑞士阿爾卑斯山和蘇格蘭外海的內、外赫布里底群島（the Outer and Inner Hebrides）裡被孤立的山谷裡，以及探訪位於阿拉斯加的愛斯基摩（Eskimo）部落、位於加拿大中、北部和佛羅里達州的美洲印第安人、在南太平洋中許多島嶼上的美拉西亞人（Melanesian）和玻里尼亞人（Polynesian）、中非與東非的部落、澳

洲的原住民（Aborigine）；在澳洲北部島嶼的馬來族（Malay）、紐西蘭的毛利人（Maori）、秘魯與亞馬遜盆地的南美洲印地安人。

　　當普萊斯博士探訪一個地方，他就會檢驗當地居民的健康狀況，特別是他們的牙齒，並且鉅細靡遺地將他們的飲食記錄下來，同時細心地分析這些飲食中的營養成分，這些食物的樣本會被寄到他的實驗室進行詳細的分析。沒過多久，普萊斯博士就注意到完全食用當地食材維生的人和那些融入西方飲食的人的健康差異。

　　他所發現的每一處以傳統粗食維生的人，他們的口腔和身體健康都處於相當良好的狀態，不過當這些人開始食用現代化食品時，他們的健康狀況就會每況愈下。在缺乏現代醫療的情況下，肉體上的退化就會相當地顯著。口腔疾病、傳染病和退化性疾病（如關節炎、肺結核）同樣也會常見於那些食用西方飲食的人身上。舉例來說，住在太平洋島內陸的居民以及那些住在岸邊、並食用得到現代化食物的居民之間的差異，就會相當地明顯（請參閱159頁的照片）。說到內陸的居民，普萊斯博士曾提到：「原始住民的身體發育，包括他們的牙齒和牙弓（在肉紅色的牙床上，牙齒沿著牙槽骨依次排列成弓形，稱為牙弓）都會非常地良好健康。而與居住於內陸的人相比，岸邊的居民則清楚顯示比較容易罹患蛀牙。那些幾乎只食用當地原始食材的居民，罹患蛀牙的機率只有0.014%而已，而那些食用外來食物的人，蛀牙發病率卻是26%。」他觀察到那裡也會出現「岸邊周圍的退化性疾病之漸進發展」（註1）。

　　這樣的漸進發展並沒有在飲食上帶來戲劇性的巨變，而是讓退化性疾病開始有機可趁。只是把一些取代營養食材所需的商業產品加到飲食中，其中常見的進口食物為白麵粉、精製米、糖、植物油以及罐

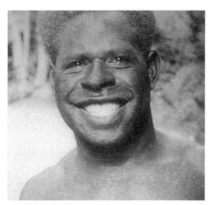 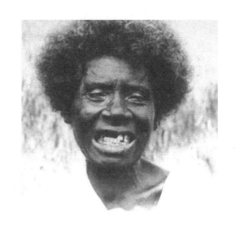

南太平洋島民。

左：為一位馬來族的年輕男人，清楚顯示俊俏整齊的五官和牙齒發育。

右：一位美拉尼西亞的女人，她住在能夠接受和充分食用現代化食物的岸邊。蛀牙已經使她的美麗有所受損了。（照片由普萊斯博士所拍攝，版權為普萊斯-波廷傑營養基金會（Price Pottenger Nutrition Foundation）所屬。 www.ppnf.org）

頭食品。

在這個普萊斯博士所研究的群落之中，**那些食用原始食材的居民，平均蛀牙率只有0.79%而已（檢查過的每一千顆牙齒中只有不到八顆牙齒會蛀牙）；而那些食用西方食物的居民，蛀牙率則超過33%（每一千顆牙齒就有三百三十三顆牙齒蛀牙）。在那些食用現代化食物的居民之中，有90%到100%的人會出現蛀牙**，那些食用原始食物的居民則會擁有更棒的口腔健康，即使他們從不刷牙、使用牙線、進行牙齒漂白、消毒洗牙或者是任何專業的牙醫照護。他們良好的口腔健康就是食用健康食材所導致的直接結果，口腔健康能夠明顯反映出他們的身體健康。

普萊斯博士的研究結果於一九三九年出版問世，名為《營養與身體退化》（Nutrition and Physical Degeneration）。這本書出版至今已

經是第八版了，並且被公認爲營養學的經典名著。

　　一項來自普萊斯博士的研究之中所發生的有趣事情，那就是所有他研究過的傳統飲食都能有效保護當地居民預防蛀牙，並且爲他們帶來良好的身體健康。然而，就在他們放棄原始飲食而選擇現代化食物之後，口腔和身體也開始逐漸衰弱。這個現象實在非常有趣，因爲這些原始飲食彼此都是不盡相同的，有一些是高度著重攝取飽和脂肪、肉類或牛奶的；也有一些是減少攝取飽和脂肪，但卻多加攝取水果、蔬菜或穀類；有一些則食用魚類，也有一些不吃魚類；有一些是以高度攝取蔬菜爲主的飲食，但也有其他人怎麼樣都不肯吃蔬菜或是水果，完全只吃肉類或是牛奶。蔬菜的種類、水果和穀類也是彼此毫不同調的，但是**他們所食用的都是「完整」的食物，沒有經過加工處理**。在他們的飲食中並不存在糖類和精製過的碳水化合物，加工的植物油也是不存在的，他們大多食用椰子油、奶油和動物性脂肪。他們食用沒有包裝、商業加工和即食食品的食材，所有東西都是自製的。

　　從普萊斯博士的研究中，我們可以了解到**重點並不在於食物的種類，而在於我們對於食物的處理方式有所不同**。換句話說，最好的飲食是由完全有機的食材所組成，沒有經過任何商業加工或是調製。當你去購買食材時，就要懂得只購買那些新鮮、乾燥、冷凍或是發酵過的食材。因此，大多數人的飲食也應該要以新鮮蔬果、全穀類（whole grain，試著做出屬於你自己的獨家手工麵包）、新鮮有機肉類、脂類、未加工食品、發酵乳等食材爲主。基本上，如果食物是以罐頭、包裝品或盒裝的形式販售，那麼最好別去吃它。我發現並不是每一個人都願意自己去使用原始食材來做菜，但要避免掉所有經過商業加工的食品是很難的，特別是如果你有自己的社交生活，能夠掌握那些拿

到你面前的食物的空間就愈小。因此，你必須決定，自己有多認真地想控管飲食。

有一些食品會比其他食品還要帶給你的身體更多麻煩。如果食用了一些加工食品，**有一件事情是絕對要避免的，那就是含糖的食物、飲料、精製穀類、以及氫化植物油。**儘管吃這些食品不會一下子就一命嗚呼，但是要謹記，這些食品吃得愈多，就愈容易有蛀牙、牙周疾病和身體的退化衰弱。（編審附圖48）

糖的詛咒

我喜歡蛋糕、冰淇淋和糖果——誰不喜歡呢？曾有好幾次我吃一塊餅乾還會想再吃其他甜食，然後吃完立刻又再吃另一種，直到我真的覺得我吃太多了。這就像是一種癮，無法只吃一塊就滿足。**糖分會刺激腦內的快樂中樞（pleasure center），跟古柯鹼（cocaine）其實還蠻像的，而且幾乎也會上癮。**事實上，研究顯示，讓實驗動物在糖分和古柯鹼之間選擇的話，牠們還比較喜歡糖分呢！

精製過的糖可能會是在我們的飲食中最有害的食物。**精製的碳水化合物 （refined carbohydrate）如白麵粉和精製白米也沒有比較好，因為它們會很快地轉換成糖分（葡萄糖）進入到我們的血液**之中，並且產生許多相同的不良影響。

糖本身並不壞，我們的細胞將糖視為一種能量的來源。糖分的過度攝取和精製的碳水化合物才是導致健康問題的關鍵。我們飲食中大部分都是以單一碳水化合物（simple carbohydrates）、聚合醣類

（complex carbohydrates）所組成的。糖類是一種碳水化合物——一種單一碳水化合物（simple carbohydrates），那是所有碳水化合物中的基礎單位。聚合醣類（complex carbohydrates）無非就是一種長鏈糖分子（long chains of sugar molecules）所連結在一起的物質，在消化的過程中，酵素會破壞這些連結，那些之後會被吸收到血液中，讓細胞攝取的糖分子則會被個別釋放出來。纖維質也同樣是一種聚合醣類，但是它的結構能夠不讓身體破壞糖分子之間的連結，所以它並不會被吸收，並且會完好如初地通過消化道。聚合醣類是水果、蔬菜、穀類、堅果類和種籽類中主要的成分。

當你吃下含有聚合醣類的食物，糖分會以比較穩定的速率慢慢地被釋出，並進入到血液之中。這會讓胰腺有時間去製造胰島素，接著胰島素就會從血液中把糖來回運送到能夠被製成能量的細胞裡。然而，**當你食用的是純糖（精緻糖或澱粉）。就會讓胰臟疲於奔命，導致日後的衰竭。**

一般的成人（無論男女）的身體中都約有1.5加侖（5.6公升）的血液。對一個健康的人來說，每半加侖的血液中就含有相當於一到三茶匙的糖分。當你吃下一根2.2盎司（含有相當於九茶匙糖）的土力架巧克力棒（Snickers）、一客香草冰淇淋（八茶匙糖）或是一片蘋果派（十茶匙糖）時，等於是傾注大量的糖到血液之中，血糖會急遽地往上升。如果血糖上升得太高，或者是維持高血糖狀態太久，你將會進入高血糖昏迷而死亡。**過多的血糖對身體而言就是一種毒藥，糖分愈多，損害的程度就愈嚴重。身體為了避免損害，就會瘋狂地去分泌胰島素以保持血糖處於正常的狀態，這個反應會在你攝取糖分的時候保住你的性命，但是大量的胰島素也同樣是一種毒素，愈常攝取過多**

的糖分，就會愈增加引發疾病的風險，如高血壓（可能會促發心臟疾病）、癌症、糖尿病和肥胖。

攝取糖分主要的後果之一是降低擊退傳染病的能力。**糖分會降低免疫系統的運作**，並且使細菌得以繁殖散布到身體各處。我的一位同事在進辦公室的時候總是會鼻塞、吸鼻子和咳嗽，那看起來簡直就像是生病一樣。他很愛吃糖果，而且我認為那就是問題的癥結點。他不喜歡吃蔬菜，卻喜歡甜食，而且每天吃。他的老婆和家人有著和他一樣的飲食習慣，而且他們也像他一樣有著如生病一般的情況。每次當我看到他的家人，總是會有其中一位處於生病的狀態。在看過醫生之後，他決定少吃一點甜食。成效相當地顯著，他已經不會一直吸鼻子和咳痰，並能夠正常工作個幾個星期了。

另外一個關於糖分的問題，是在於糖分比卡路里還無法提供任何營養價值。糖分是一種空熱量（empty calories）。大多數人能夠在飲食中攝取一些卡路里，而糖分卻無法提供任何有益的營養。然而，**如果糖分在身體內作用的話，就會消耗體內的維生素和礦物質**，因此就會降低營養的儲量。糖分不只是會耗盡營養，當你食用含糖食物時，還會從飲食中抵銷多數營養食材的效用。因此，**過度的糖分攝取會導致營養不良，還會降低免疫機能。**

牙醫不喜歡糖的的原因是因為它會腐蝕牙齒。就如前面所提到的，**糖分會供應導致蛀牙的產酸菌（acid-producing bacteria）所需而導致增生。**當你每次吃甜食或是精製的碳水化合物時，就是在餵食那些腐蝕牙齒的細菌，並且為它們開通一條去引發口腔和全身性疾病的康莊大道。愈常去攝取甜食，就愈會去滿足那些腐蝕牙齒的細菌。

氣泡飲料、糖果和點心都是你所吃的東西中最糟糕的食物，過

高的糖分就像是為嘴裡的細菌供應肥料一樣。**糖分會在嘴裡的每一個裂縫和縫隙中進行無聲的破壞，並且使細菌生長和產酸作用（acid production）更旺盛。**（編註：尤其是厭氧菌在代謝葡萄糖時會產生大量乳酸。）

如果你正要去吃甜食，最好在吃每一餐的時候跟著一次吃完它們，**而不要在一天之中分好幾次食用甜食的時間。**這個方法是為了讓糖分只能在有限的時段中停留在你的嘴裡。如果你想要在每一餐之間有個點心時間，那就最好不要吃甜食，食用一些真正的食物來取代甜

蛀牙史

蛀牙和牙齦疾病在史前人類的時代是相當罕見的。在大多數的原始人之中，蛀牙的發病率還不到1%。威斯頓·普萊斯博士（Dr. Weston A. Price）發現在現代社會之中，那些以傳統食物維生的人們也會有一樣的蛀牙率。在那些食用現代化食品的人們之中，蛀牙率通常會在20%到40%，甚至會高到70%。

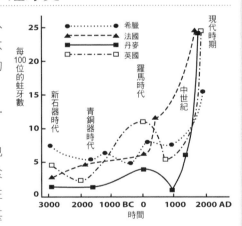

從大部分的歷史來看，歐洲的蛀牙率則是比較低，直到中世紀期間，當蔗糖開始在西方世界普遍化之後才開始急遽地增加。

來源：芝加哥的伊利諾大學（University of Illinois at Chicago）

食，像是蔬菜、肉類、起士或任何無糖、無精製碳水化合物的東西。此外，餅乾、麵包、洋芋片和一些由白麵粉製作而成的食物其實也不會比糖分好到哪裡去，**白麵粉可以藉由唾液酶（salivary enzymes）輕易地被分解成葡萄糖。**

我們的牙齒是具有滲透性的，特別是牙本質上為數眾多的牙本質小管。富含營養的液體會從牙根裡流經那些牙本質小管，這些液體正常會從牙齒的內部流到外部。**食用糖分時，咀嚼會使這些液體逆流吸回牙根處，造成嚴重的後果。**當這些液體跑進牙齒裡，液體就會夾帶著糖分和細菌一起滲透到牙齒裡，並讓它們能更輕易地建立起屬於他們的殖民地。每次攝取糖分，就會帶給那些產酸菌賴以維生的食物，此時，它們就會腐蝕掉整個牙齒中心。牙齒外表可能看起來很正常，但其實裡面早就被蛀蟲蛀成空洞了。

在很多時候，唾液的化學作用也反映了在血液中的化學作用。**每一次攝取糖分，血糖就會往上升，同樣地，唾液中的糖度（sugar level）也會隨即攀升，在唾液中的糖分就能供應細菌所需。**因此，在攝取糖分之後，就算很仔細地清潔口腔以及把牙齒刷乾淨，也是無濟於事的，因為糖分會隨即跑到唾液之中。

如果是前期糖尿病（pre-diabetic）或糖尿病患者，這會是特別令人關注的。糖尿病患者的血糖水平會升高，並且長時間維持在比正常指數還要高的狀態，因此，**糖尿病患者更特別容易受到蛀牙的侵害。**蛀牙問題和牙齦疾病會引發那些滲透到血液中的感染，而這些感染則會蔓延到全身，並且造成血糖向上提升。隨著血糖的提升，唾液中的糖分也會跟著提升，並且供應那些促發牙齦疾病的細菌所需，就落入無限的惡性循環。**牙齦疾病會促發糖尿病，而糖尿病也會促發牙齦疾**

病，二者成為惡性循環。解決之道其實相當簡單：避免攝取糖分和精製的碳水化合物。

氫化油（反式脂肪的危害）

我們對食用油有相當大的誤解。飽和脂肪已經被妖魔化，而基於多元不飽和脂肪（Ω3、Ω6）中的 Ω3比前者還要能夠降低血液中膽固醇的事實，因而多元不飽和脂肪被譽予神聖的地位。這個觀念被那些心臟疾病的膽固醇理論的擁護者，也就是從事醫藥事業的人以及他們的好朋友大力地宣揚與實行。事實上，植物性的飽和脂肪是好人，多元不飽和脂肪中的Ω6才是惡魔。

普萊斯博士研究過的「所有」健康者的飲食中所含有的主要脂肪正是飽和脂肪，而且在這些人之中也沒有發現心臟疾病的蹤影。會發病的都是那些捨棄原始飲食，並且從飽和脂肪改去攝取氫化植物油以及其他現代化食品的人，這在他環遊世界所研究過的每一處居民都可以發現這樣的結果。非洲馬賽人（Masai）、加拿大印地安人、阿拉斯加愛斯基摩人，這些人的飲食都堅持完全採用飽和脂肪和肉類，卻都能免於罹患心臟疾病，而且當他們開始食用氫化油類和其他現代化食品時，他們的健康狀況都會快速地衰弱。

許多南太平洋群島的美拉尼西亞人（Melanesian）和玻里尼亞人（Polynesian）的飲食中會從椰子裡攝取大量的飽和脂肪，有些人在一天所攝取的卡路里中的50%都是攝取飽和脂肪。同樣地，他們的身體也相當健康，且能免於罹患心臟疾病和其他退化性疾病，而那些疾病

在現代化食品被引進後隨之增加。

　　雖然加工植物油（紅花籽〔Safflower〕、葡萄籽、玉米、大豆、葵花、棉花籽等等……）被聲稱是有益身體健康的，但其實並非如此。（編註：作者上述之植物油皆含有大量Ω6，在人體內轉化成花生四稀酸，其中所含的白三烯素（Leukotrienes）是強烈的發炎物質，作用可比組織胺強上一千倍，經常引起過敏與發炎症狀）與飽和脂肪相比，那些油的質性不穩，而且很容易就有油臭味，這也是爲何它們還常被用於烘烤食物以及其他食材的調製上。當予以加熱，並用於烹煮食物時，多元不飽和脂肪的油類品質就會迅速地降低，並產生有害的自由基。飽和脂肪相較之下比較穩定，在料理的使用上也相對來得比較健康。

　　事實上，多元不飽和脂肪植物油中的Ω6以擁有致癌的可能性（註2）聞名。研究顯示當癌細胞在動物體內形成，**飲食中脂肪的種類會決定引發的腫瘤數量與大小，而多元不飽和脂肪中的Ω6則會製造出最多的數量與最大的腫瘤。單元不飽和的Ω9脂肪（monounsaturated fat），如橄欖油、苦茶油，則對身體較為友善，而植物性飽和脂肪所引發腫瘤數量則是較少的（僅次於Ω3）**。事實上，椰子油可以完全預防腫瘤的生長，即使是暴露在非常強烈的致癌化學物質環境（註3～註5）也可產生效果。**跟Ω3一樣，椰子油是一種強而有力的抗癌食材。**

Ω3 的抗癌運用

餵養油脂	脂肪類別	所含比例	癌症發生隻數
紅花油	Ω6	74%	66
玉米油	Ω6	59%	60
豬油	飽和	40%	32
魚油	DHA	25%	6
亞麻仁籽油	Ω3	53%	2

　　加工過的植物油還會降低免疫系統的運作。以下的真相也是眾所皆知的：Ω6與水混合的乳狀液體能夠作為靜脈注射之用，藉以達到抑制接受器官移植（註6）患者體內的免疫系統。Ω6阻礙免疫系統的方法之一，就是殺死白血球。白血球能夠保護人體免於有害微生物的侵害，它是免疫系統中主要的元素。如果你正要試著擺脫全身性與口腔感染問題，你絕對不會想要去碰那些會降低免疫系統功效，或者是實際上會引起感染和致癌的東西。（編審附圖49）

　　椰子油會是一個較好的選擇，它具有消炎以及增強免疫性能的效用，就像是一種抗癌物質。椰子油也具有許多其他的好處，它能夠保護並預防心臟疾病、肺部疾病、腎臟疾病、大腸急躁症（IBS）、糖尿病，並且有助於均衡調節荷爾蒙（註7），或許它那最為人所稱羨的特性，正是它能夠消滅致病細菌、病毒、真菌和原生生物的能力吧。

　　在膳食脂肪之中，椰子油是比較獨特的，因為它是由脂肪分子中的一個特別群組所組成的，也就是我們所熟悉的**中鏈脂肪酸**

（MCFAs）。唯一存在於人類飲食中，**含有大量中鏈脂肪酸的就是母乳**，這種特別的脂肪對於新生兒的身體健康是必要的，而且也會被以科學的方式作為嬰幼兒配方的奶粉。那些獨特的脂肪酸具有許多重要的用途，而且中鏈脂肪酸很容易被消化，並轉化成身體所需的能量，也能提供一個對嬰幼兒來說相當重要、快速又簡單的營養來源。它們同時也具有強而有力的抗菌作用，能夠消滅致病的細菌，對嬰幼兒來說是相當必要的成分。事實上，在母乳中的中鏈脂肪酸是一個不可或缺的存在，它能夠保護新生寶寶在出生後幾個月中免於感染發炎，使他的免疫系統得以健全發育。當我們食用椰子油的時候，這種能夠保護嬰兒的脂肪酸，同樣也能保護成年人。

椰子油的脂肪酸能夠消滅許多寄生在嘴裡，並引發身體多處感染的同質細菌和病毒。抗生素可以消滅細菌，但是它卻無法對抗病毒。沒有任何一種藥物能夠有效殺死病毒，但是中鏈脂肪酸（MCFAs）卻辦得到。它同時能夠殺死黴菌和真菌，其中還包括念珠菌（Candida）。使用中鏈脂肪酸並不是一種普遍用於所有感染發炎的補救療法，因為它們並不會消滅所有細菌，而這其實不是件壞事。它們不會去傷害在我們腸道內的友善細菌，所以並不會導致消化不良。**椰子油有助於清理布滿有害微生物的腸道，而且也能維護那些無害或是有益的微生物免於受有害物質侵擾。**

椰子有助於保持牙齒健康，即使食用含有椰子油的椰子肉，也有助於獲得良好的口腔健康。在巴西北部的沿岸地區，椰子在當地是很常用的食材，當地的蛀牙率和牙齦疾病的患病率顯著低於巴西的其他地區。即使是無法接受牙科治療或是健康照護的窮人，也比其他富裕卻不吃椰子的人還要能保有良好的口腔健康。

這項研究觀察跟威斯頓・普萊斯博士（Dr. Weston A. Price）對南太平洋群島民眾的研究結果如出一轍，那些只依賴**以椰子為主的傳統飲食維生的人也一樣擁有格外良好的口腔健康。他指出那些人罹患蛀牙的機率只有**0.34%，那表示每一千顆被檢查過的牙齒之中只會發現3.4顆有蛀牙的牙齒，牙齦疾病在那些地區幾乎是不存在的。相對地，我們的蛀牙至少是他們的十倍，而且我們大多有一些牙齦方面的疾病。

為了達到最理想的健康功效，我建議每天食用一到三茶匙的椰子油（一茶匙約15cc），並作為平時飲食中的一部分，使用椰子油來取代其他的油類（特別是加工過的植物油）來烹煮料理。在需要用到植物油、人造奶油或者是酥油（反式脂肪）的食譜中，不妨使用椰子油來代替。椰子油相當耐熱，而且不會像其他植物油一樣形成自由基，所以椰子油絕對會是一種優良的料理用油。也可以舀一勺椰子油作為膳食營養補充品來食用。一瓶優良的初榨椰子油具有令人愉悅的椰子口感，而加工過（分餾、第二道）的椰子油本來就不會有味道，所以吃一匙椰子油並不是什麼困難的事。**鑑於椰子油的抗菌效果、它本身能提升傷口癒合的能力，以及許多其他能促進健康的物質，我建議應該使用椰子油來進行油漱。**因為，如果能夠使用椰子油，為什麼還要去使用其他較差的油呢？

充足的水份

維持良好口腔健康中的一個很重要的地方在於適當的水合作用

（hydration）──適當地消耗水分。脫水會導致身體失去過多的體液，聽起來不像是個麻煩，但是其實遠比想像的還要嚴重許多，而且會引發出更多問題。

水對於身體的所有化學反應是必備的物質，而水分的缺乏，也會嚴重地影響身體的機能。**體內水份消耗百分之一就會影響溫度調節與身心狀態**，一旦體液的消耗來到8%到10%左右，就會導致昏迷甚至死亡。每當你感到「口渴」，那就表示你已經明顯開始脫水了。我們大多都沒有補充充足的水分，但卻每天都在走動，而讓身體呈現慢性亞臨床脫水（chronic subclinical dehydration）的狀態──無明顯脫水症狀。

一般對於保持身體水分的建議都是一天飲用六到八杯水。一項來自美國國家科學研究委員會（United States National Research Council）所提出的研究中顯示，女性（十五到四十九歲）平均一天僅僅喝2.6杯水而已（註8）。

這項發現顯示，大部分的女性可能都會有慢性脫水的現象。另外一項在巴爾地摩的約翰・霍普金斯醫院（John Hopkins Hospital）裡所實行的研究中發現，他們所測試的受試者（男女年齡皆於二十三到四十四歲）中有32%到41%出現慢性脫水的癥狀（註9）。許多食物消耗調查中指出，約有75%的人（所有年齡層）可能會出現慢性的輕度脫水。

脫水究竟會如何影響口腔健康呢？最明顯的脫水症狀之一就是口乾舌燥。隨著身體呈現脫水時，唾液分泌也會跟著降低。**適當的唾液分泌對於維持酸鹼值是必備的條件，並且也能藉以擊退某些有害的微生物，以及保持健康的口腔環境。**當你脫水的時候，嘴巴會是首當其

衝被影響的對象。慢性亞臨床脫水足以顯著地影響口腔環境，並且改變細菌數量到有害健康的地步。

很多人不會去喝到所建議的一天六到八杯水的量。人們通常會依賴咖啡或氣泡飲料作為每天的解渴飲料。然而，這些飲料並不能替代水，實際上它們反而會產生脫水的效果，所以會變得更想要喝水。一般來說，每喝一杯咖啡、茶或氣泡飲料，就必須再多喝至少達一半量的水。因此，如果你一天要喝四杯咖啡，你就必須額外攝取兩杯白開水，才能讓水分攝取量等同於單純喝四杯水。**酒精也會極度吸乾身體，每喝進一盎司的酒，就必須再額外攝取5.5盎司的水。**

人體究竟需要多少水呢？我們常常聽到一天要喝六到八杯水的建議，一杯的水量則為十二盎司（約三百五十五毫升）。所需攝取的水分量必須依據身體的大小，體型大的人會比體型小的人需要較多的水份。一般來說，體重中的每二十五磅（十二公斤）就需要攝取一杯（十二盎司）的水量。例如一位體重一百磅的人一天就需要喝進至少四杯（四十八盎司）水；一位兩百磅的人則需要喝進八杯（九十六盎司）水。

最健康的水分攝取就是喝質純、乾淨、沒有任何味道、添加物、氯或者是氟化物的水。為了避免氯和氟化物，必須使用幾種濾水器或淨化器來消除那些化學物質。如果想要口感不錯的水，不妨加入現擠的檸檬或萊姆汁。

椰子水也是另一個不錯又天然的飲品。**椰子水是從椰子裡汲取出來的液體，它富含鉀和其他礦物質**，並且它的糖分只有其他果汁和軟性飲料（soft drink）的五分之一。**椰子水對於幫助身體保水來說是一種相當棒的飲品，因為它含有當我們脫水時所消耗掉的必需電解質**

（離子礦物質，ionic minerals）。椰子水因為能作為「天然」的運動補充飲料而愈來愈受歡迎，它對身體的補水性也確實優於白開水或是市面上的販售運動飲料（註10）。

維生素C的重要性

好的飲食將能提供維持健康所需的絕大多數維生素和礦物質。然而，有一些重要的營養卻往往無法被攝取到一個最理想的量。補充維生素和礦物質的膳食營養補充品，能夠幫助促進免疫系統、強化骨骼和牙齒，並且改善口腔健康，鹼化身體（和唾液），以及幫助獲得更好的整體健康。

有益良好口腔健康的一個重要營養素就是維生素C。不像大多數的動物，人類無法自行製造出維生素C，但藉由蔬果的攝取來取得維生素C往往無法應對身體發炎的耗損。維生素C是一種水溶性的維生素，因此難以在身體中儲存到較多的量，所以必須每天攝取維生素C，每天都要攝取「新鮮」的水果和蔬菜。烹煮會破壞維生素C，所以市面上料理包通常都缺乏這種重要的營養素。（編審附圖50）

維生素C能夠發揮出許多身體中不可或缺的效用。它對於膠原蛋

牙周病

牙周病是口腔型的壞血病，只有維生素C可以完整治療。

——萊納斯・鮑林（Linus Pauling）

173

白（collagen）的製造是相當必備的物質。膠原蛋白是一種結締組織（connective tissue），它能夠將人體各部位連結在一起，其中包括牙齒四周的結締組織。結締組織還能提供作爲骨骼和牙齒所形成的低層結構。缺乏維生素C的症狀包括牙齦出血、牙齒鬆脫、骨質疏鬆、自發性瘀傷（spontaneous bruising）、傷口無法順利癒合、貧血、肌力衰退，請注意這些症狀對於口腔健康的影響會有多大。維生素C的缺乏，等於是給予那些嚴重的口腔問題一個表現的舞台。（**編註：牙周病就是口腔型的壞血病。**）

嚴重缺乏維生素C證實會引發壞血病（一種潛在的致命疾病）。許多人並沒有攝取足夠的新鮮食材，他們也許不會罹患成熟的壞血病，但是還是會出現輕度或亞臨床（輕度、無臨床症狀）的維生素C缺乏症。**輕度的缺乏仍是一種嚴重的問題，會直接影響牙齦的健康，研究顯示出血和感染發炎的變化會隨著維生素C的攝取量而有所不同**（註11）。

美國和加拿大所規定的維生素C建議攝取量（Recommended Dietary Allowance，簡稱RDA）爲**一天六十毫克。這個分量足以預防壞血病的成熟化，但卻仍不足以避免亞臨床缺乏現象。**維生素C在體內排毒與免疫系統運作的過程中也參與一角，當我們生病、感到壓力，或是暴露在煙霧或其他毒素之中時，就會提升我們對維生素C的需求。在日常生活中，我們不斷地接觸到那些潛在的有害眞菌、承受許多壓力，並被迫暴露在所有環境毒素和汙染物之中，所以我們對維生素C眞正的需要遠比建議攝取量還要多上許多。主張長時間攝取維生素C，**同時也是兩次諾貝爾獎得主的萊納斯·鮑林（Linus Carl Pauling）認爲一天應該攝取四千毫克的大量維生素C。這個建議不僅**

能避免維生素C缺乏的問題，還能更有效發揮維生素C對身體的益處。

出於類似的原因，且維生素C對於牙齒和牙齦的健康也是不可或缺的營養物質，我建議一天至少要攝取五百到一千毫克。

維生素A和D對於骨骼的成形與礦化來說是不可或缺的。不論缺乏哪一種，都會導致骨骼和牙齒鬆軟。舉例來說，缺乏維生素D會讓孩童引發軟骨症、成人則會引發骨質疏鬆症。維生素D是一種陽光維生素（sunshine vitamin），因為它能夠藉由陽光直射到我們的皮膚中產生活化而被製造出來，每天適當地接觸陽光就是最好的維生素D攝取來源。然而，大多數人在陽光下曝曬的量都不足夠。在冬天，當太陽光線不強的時候，就不太能接觸到足夠的陽光去製造所需的維生素D。研究顯示大多數在室內工作的人缺乏維生素D，這毋庸置疑就是為什麼許多西方人不論攝取多少鈣質，都還是會有大幅度骨質流失的原因。

事實上，住在第三世界國家中的居民所攝取的鈣質少得多，但是由於能夠曝曬到較多的陽光，所以他們的骨骼相對比較強壯。維生素D的公定建議攝取量（RDA）為四百IU（國際單位，International Units，維生素的計量單位）。人體可以藉由曝曬三十分鐘的太陽光來取得維生素D的需求量，而冬天所需的陽光曝曬時間可能得更長。牙齒也是骨骼系統之一，為了保有一口強壯、密度高、健康的牙齒，骨骼也必須要強壯、密度高、健康。建立骨骼和牙齒的物質都是一樣的，當我們一想到骨骼，自然就會想到鈣質。鈣質是骨骼中主要的礦物質，因此我們也需要保有適量的鈣質，藉以強化骨骼和牙齒。然而，鈣質並不是骨骼中唯一的礦物質。你可以攝取兩倍、三倍、四倍

的鈣質建議攝取量（RDA），但是如果沒有去攝取骨骼形成所需的其他維生素和礦物質，那麼攝取再多鈣質也無濟於事。舉例來說，沒有適量的維生素D，骨骼就會變得軟弱不堪，就算補充鈣質也討不到任何好處。健康骨骼形成所需的其他礦物質還包括磷、鎂、硼、硫、鋅、錳，以及矽。

不幸的是，太多焦點聚集在鈣質身上，其他同樣重要的營養素卻被忽視了。美國所公定的鈣質建議攝取量（RDA）為一天一千兩百毫克，這個劑量其實是多於正常值，事實上，可能還太多了。許多人即使攝取的鈣質比別人要少得很多，但還是能擁有強壯的骨骼直到老年。世界衛生組織（WHO）建議，一天只需要四百到五百毫克的鈣質攝取量，這個數字就顯得比較合理了。西方飲食的鈣質來源絕大多數都來自牛奶、起士、優格、海鮮、綠色蔬菜、豆類、營養補充品，以及增添鈣質的眾多食物。

鎂的重要性遠大於鈣

攝取足夠的鈣質並非問題的所在，更大的問題在於攝取足夠的鎂。一般建議男性的鎂攝取量為四百二十毫克，女性則為三百二十毫克，而北美洲和歐洲對於鎂的膳食攝取量卻只有上述建議攝取量的一半而已。最好的膳食來源為綠葉類、豆類、堅果類和種籽類——這些都是我們通常會攝取不足的食材。

鈣質和鎂彼此是互相對立的，因此，一邊的量上升就會導致另一邊的量下降；當一邊出現缺乏的現象，就會使另一邊出現過剩的現

象，它們彼此間需要有一個平衡點。就目前所建議的攝取量來看，
鈣質與鎂的比例大約會呈三比一。然而，蓋伊‧亞伯拉罕博士（Guy
Abraham,M.D.）和哈蘭德‧格雷瓦爾博士（Harinder Grewal, MD）的
研究中指出，**鈣質和鎂的理想比例應該要比較接近一比一**^{（註12）}**這個
數字。**

　　他們記錄到在更年期受試者中，**當他們只攝取五百毫克的鈣
質，但增加攝取鎂到六百毫克時，他們的骨質密度出現極大的增
長（11%）**。相較之下，在更年期攝取鈣質與鎂的公定建議攝取量
（RDA）並無法改善骨質密度。

　　過多的鈣質會導致高血鈣症狀，這會讓鈣質被囤積在非它棲身之
地的身體各處，如腎（結石）、骨頭表面（骨刺）、動脈（動脈粥狀
硬化），甚至可能會囤積在牙齒（牙垢）。**限制鈣質的補充並且增加
鎂的攝取量，就能讓鈣質待在它應該待的地方。**

　　由於鈣質的攝取量通常處於過高，而鎂的攝取量過低的，許多人
有鈣、鎂失衡的現象。很多種維生素和營養補充品通常都是對身體毫
無幫助的，因為它們所提供的鈣質太多，鎂的補給量卻太少了。建議
應添加約兩百到四百毫克的鎂，不要再添加任何鈣質了。如果你有在
吃一些鈣質營養補充品，最好把補給量限制在低於四百到六百毫克以
下，並且將整體鎂的攝取量增加到四百到六百毫克，藉以讓鈣、鎂的
比例達到一比一。亞伯拉罕博士（Guy Abraham，M.D.）和格雷瓦爾
博士（Harinder Grewal, MD）實驗過將鈣、鎂的比例調整到五比六，
但他們之後提出一比二的比例所產生的效果會更佳。**攝取多一點鎂或
許才能夠中和掉通常在飲食中的攝取量較高的鈣質。**

　　如果添加鎂到飲食中會導致腹瀉，就要降低攝取量。經過一段時

間，讓你的身體去習慣這樣的鎂攝取量，就能試著再增加一些。如果能在飲食之中攝取較多富含鎂的食物會更好。

　　跟鈣質有得比的磷則是人類身體內最豐富的礦物質。大約有85%的磷會存在骨骼和牙齒之中。人體對磷的膳食需求量其實跟鈣質是差不多的，**通常攝取鈣質和磷的比例應該為一比一**。磷很容易能在飲食中被攝取到，肉類、乳製品和蛋類都含有豐富的磷。幾種微量元素在維持骨骼健康上也是同樣重要，硼、硫、鋅、錳和矽都只是牙齒和骨骼的微小結構性成分而已，但是它們都在骨骼代謝和骨質轉換中扮演著重要的功能性角色。（編審附圖51）

　　如果你正苦受慢性疾病之苦，你的免疫系統就可能過度疲累，而且很有可能會出現某種維生素或礦物質的缺乏現象，食用一些營養補充品應該能夠有效幫助你獲得更好的身體健康。本書179頁中列出一些有益健康所需的主要營養素。除了鈣質是建議應該少量攝取之外，在表格中所列出大部分營養素的建議攝取量（RDA）是你至少應該攝取到的數值。表格中有一些營養素的建議攝取量（RDA）是不足夠的，應該攝取更多的量。醫生可能也會針對特定的健康問題，建議你增加某些營養素的攝取量。

對口腔健康相當重要的營養素

維生素/礦物質	美國的建議攝取量 （RDA）	建議
維生素A	1,000 mg*	
維生素B1（硫胺）	1.5 mg	
維生素B2（核黃素）	1.7 mg	
維生素B3（菸鹼酸）	20 mg	
維生素B6	2.0mg	
維生素B12	6mcg	
維生素C	60mg	500-100mg
維生素D	400IU	
維生素E	30IU	200-400IU
葉酸	0.4 mg	
鈣質	1,200 mg	400-600mg
鎂	400 mg	400-600mg
硒	70mcg	
泛酸（pantothenic acid）	10 mg*	
維生素H（Biotin）	30 mg*	
鉻（chromium）	50-200mcg*	
銅	2.0 mg*	
錳	5.0 mg*	
鉬（molybdenum）	250mcg	
鋅	15 mg	
碘	150mcg	
硫辛酸（lipoic acid）	50-100 mg*	
輔酶Q10（CoQ10）	10-30 mg*	
硼（boron）	3-5mg*	

＊表示沒有被制定建議攝取量（RDA）。所列出的數值是被評估為安全且能維持體內正常儲量。

譯註：mg:毫克（1000毫克＝1公克）

　　　mcg:微克（1000微克＝1毫克）

　　　RE：視網醇當量（retinol equivalent）

　　　IU：國際單位，International Units，維生素的計量單位

　　除了那些有在旁邊的「建議欄」加註攝取量的營養素之外，每天至少要攝取到建議攝取量（RDA）所設定的數值。你也可以去從另一種含有其他不在此表格中的營養素來促進健康。建議食用一種營養補充品，或是多種組合的營養補充品，藉以盡可能地補充此表格上所有的營養素。

口腔照護

　　藉由油漱的實行，你需要維持良好的口腔衛生。例如每天在餐後刷牙、使用非含氟的牙膏。喬瑟夫・菲力普斯醫師（Joseph Phillips，D.D.S.），他是「菲力普斯吸垢技巧」（Phillips Blotting Technique）的發明者（請參閱第1章），他建議一天不應該刷牙超過一次，其中的原因在於過多的刷牙次數會過度磨損牙齒。如果定時實行油漱，就用不著「每次」餐後都要刷牙，在睡前花個幾分鐘油漱，就可以確定所有食物殘渣都能從牙齒中被消除殆盡。

　　定期接受牙醫檢查，確保你的牙齒沒有受到牙菌斑和牙垢侵害與感染。如果定時實行油漱，應該不會有任何口腔問題，並能維持牙齒健康。

　　第一次開始實行油漱時，牙齒可能有一些需要先去牙科治療的既有問題，如牙膿腫、未填補的蛀牙或是需要被清除的牙垢。有些人可能需要很長的時間去消除那些厚硬的鈣質積累所形成的牙垢。當牙垢引發慢性感染時，就交給牙醫師去消除那些牙垢，進而快速讓這些問題獲得改善，並且讓牙齦癒合。

　　你同樣也需要去對付其他潛在的問題，**如銀粉填補（Amalgam filling）和根管治療（抽神經）問題。**理論上，**所有金屬都不應該出現在你的嘴裡。**如果需要填補金屬材質的牙齒，就應該使用黃金材質或者是其他無害的金屬材質。如果擁有理想的健康身體是你的目標的話，就必須用複合材料來取代銀粉填充物，根管治療過的牙齒也應該被拔除。然而，就如第4章所提過的，必須去了解那些既有的健康問題，並且為你自己做出一個決定。

　　重大牙科治療會花費一筆高額的費用，而且是一種創傷性的治療。你或許會決定不去花費多餘的心力去治療，或者是會找一個適當的時間再去根治。在這期間，你必須設法去保護你自己免於既有的牙科治療所帶來的毒素侵害。這裡有一些食物和營養素可以有效對付那些在嘴裡釋出的重金屬，它們能中和或是抑止那些重金屬所帶來的有害反應，並且預防它們被身體吸收。以下將介紹如何去降低汞和其他重金屬在人體內的暴露度（exposure）。

重金屬的排毒法

　　如果你的嘴裡含有汞（銀粉）填補物或其他重金屬物質，請遵照下列建議事項。

微量礦物質

　　微量礦物質（例如鋅和硒）常用於構成重要酵素的元素，那些重要酵素對於身體健康與生命所需的好幾百個化學反應來說是不可或缺的。當像汞、鎳之類的重金屬在體內隨處散布的時候，它們就會被用來代替必需的礦物質去製造出前述酵素，而這就是問題所在了。舉例來說，當**汞被用來替代鋅，就會讓酵素變得不正常**，因此，這些酵素就會變得一無是處。如果這些不正常的酵素數量過多的話，就會引發疾病。如果飲食中缺乏鋅和硒，或者是任何其他必需的礦物質，再加上體內含有許多重金屬，這些有毒礦物質可能就會取代那些必需礦物質了。**為了保護自己免於那些重金屬的傷害，至少可以做到攝取足夠**

的必需礦物質，來供給身體充足運用，如此一來就能有效抵消那些重金屬所帶來的有害反應。只要必需的礦物質能維持在充足的數量，就能降低重金屬被用於製造酵素的可能性了。

如果你的嘴裡含有汞和鎳等物質，必須藉由營養補充品來補充至少能達到建議攝取量（RDA）的所有必需礦物質。由美國膳食攝取委員會（U.S. Committee on Dietary Allowance）所制定的建議攝取量（RDA）中，鋅的成年女性建議攝取量爲十二毫克，成年男性則爲十五毫克；硒的成年女性建議攝取量爲五十五微克，成年男性則爲七十微克。同時每天也需要攝取兩毫克的銅。鋅和銅必須一起被攝取運用，其中的含量比例應爲八比一。你可以攝取這些礦物質建議攝取量（RDA）的兩倍之多，藉以更加確保你能夠因此獲得充足的保護。過多的鋅、硒和銅也會變成一種毒素，所以絕對不能過度攝取。不過，建議攝取量的兩倍（RDA）則仍在安全範圍之內。有一種礦物質是你絕對不會想要攝取太多的，那就是鐵。除非醫生有特別指示，不然就得限制自己不要攝取多於建議攝取量（RDA）的鐵質。

一個健康的飲食同樣也必須含有更多的必需礦物質，增加整體的日攝取量，並多於所建議的最少量。

從營養補充品和食物之中的礦物質吸收會因爲飲食而有所影響。維生素C以及食物中的脂肪會促進食物在消化過程中釋出必需礦物質，並且提升它們的吸收率，低脂飲食實際上會導致礦物質缺乏的現象。舉例來說，如果食用沙拉並採用低脂或無脂飲食法，你僅能從食物中吸收到一小部分的礦物質而已，但只要添加一項「良好」的脂肪攝取來源，就能讓你從食物中吸收到兩倍、三倍，甚至四倍的礦物質。好的脂肪可以從酪梨、堅果、起士、橄欖油或是椰子油等食物中

取得。

我建議在早上至少攝取一千毫克的維生素C來搭配複合維生素與礦物質營養補充品（至少含有符合每天建議攝取量的鋅和硒），讓這些營養補充品跟早餐一起被享用，並搭配一個好的脂肪攝取來源，來確保充足的礦物質吸收。

香菜（Cilantro）

大自然給予我們爲數眾多的方法可以用來治療疾病和中毒。過去草本植物就被認爲具有療癒傷口的特性，近年來，有一種草本植物因爲它能與體內有毒的重金屬結合成螯合物而特別有名，這種草本植物就是芫荽，通常會被叫做香菜（Cilantro）、中國荷蘭芹（Chinese parsley）、或者是胡荽葉（coriander）。香菜（中國荷蘭芹）是一種綠葉植物，而且胡荽葉也是屬於種籽類植物。這種綠葉植物是因爲它可作爲天然的螯合劑而聲名遠播。

香菜是胡蘿蔔家族的成員之一。在亞洲和墨西哥，它通常被作爲烹飪時的調味料或配菜。

基於大村惠昭（Yoshiaki Omura）博士的研究顯示，**香菜是一種強而有力的螯合劑**，大村博士是針灸和電療國際學院（the International College of Acupuncture and Electro-Therapeutics）的主席和創始人，以及美國心臟病研究基金會的醫療研究主任。

用於治療各種感染的抗生素對重金屬（例如汞、鉛、鋁）的異常局部沉澱，往往都是毫無效果的。**使用抗生素和其他藥物的劇烈治療的確能夠緩和症狀一陣子，但在短短幾個月之內，還是會復發感染。**從經過仔細檢查的患者身上發現，感染症狀得以存活在身體中那些重

金屬殘留的部位。此外，沉澱的重金屬也能夠與細菌、病毒共生共存。他的解釋是：重金屬以某種方式減少了藥物治療的成效，並使感染得以繼續猖獗。爲了成功治療這些患者，重金屬的排毒療程與抗生素的合併使用是必要的手段。

香菜的螯合性能幾乎可以說是偶然發現的。一九九五年，大村博士發現那些喝過含有香菜的越南濃湯（Vietnamese soup）的患者排出的尿液中出現一種強烈的汞消除現象。進一步的測試顯示，**吃香菜也能增加尿中所排出的鉛和鋁**。當香菜搭配抗生素使用時，感染症狀就會消除並使身體痊癒。他的研究成果被其他醫療的專業人士認可，而他的研究結果也發表於同儕評核的科學期刊中（註13）。

通常在烹煮食物時會用到大概一匙的香菜，這個攝取量如果每天持續攝取長達三個星期，就能有效清理體內大多數的重金屬殘留，並且使服用的藥物奏效。香菜的淨化效果並不只侷限於消化道，還能清除整個身體，包括肺、腎臟、內分泌器官、肝臟和心臟的重金屬物質。

當牙醫們在幫患者去除掉汞填補物時，他們會採取預防措施去防止患者攝入或是吸入汞蒸氣（mercury vapor）與灰塵。橡皮障（rubber dam）會和一組強力的空氣排唾管（air suction tube）一起放在嘴裡。患者會感覺到不停地有水在抽吸和清洗，這是爲了要防止汞物質跑進喉嚨裡面。儘管有這些防範措施，體內的汞含量還是會在去除汞物質之後有所提升。大村博士表明，**如果患者在去除汞物質之後每天持續攝取兩到三個星期的香菜，汞物質就能有效地被消除殆盡**（註14）。當曝露在大量的汞物質之下時（例如在去除汞填補物之後），大村博士則建議一天要攝取多次且大量的香菜。在他對於汞的研究過程中，大

村博士將香菜磨成粉並製成膠囊，並且一天服用四次。

　　大村博士對於香菜的螯合效果之研究已經被其他研究人員給證實了。印度原子能部的研究人員已經發現，香菜也可以用於淨化被汙染的水（註15）。**香菜就像是一個過濾器，能從水中吸收汞物質**。研究人員指出他們觀察到香菜對於消除滲入到地下水中的無機與甲基汞（methylmercury）有著「良好的成效」。

　　將香菜添加到飲食中，能有助於保護自己免於遭受汞中毒，特別是當你體內存有汞齊合金物質。香菜是一種具有良好口感的草本植物，它能夠像荷蘭芹一樣被作為一種裝飾，食用它也具有清新口氣的效果。它在墨西哥或東方菜餚上也可以作為調味的用料，而它在印度料理可是相當盛行的食材。此外，它也可以作為三明治裡綠色蔬菜的部分，以及用於所有類型的沙拉。

　　香菜會比身體還能夠驅使組織中更多的汞物質流通，並有效地進行消除。被分泌到消化道的**膽汁是汞物質能夠流通排出**的主要途徑之一。採用高纖維飲食，或者是補充藍綠藻，能夠有助於將汞和其他重金屬排出消化道之外。

膳食纖維

　　膳食纖維是植物性食物中無法被人體消化的部分。膳食纖維能夠完好如初地被攝取進身體或者是排泄出體外。雖然膳食纖維無法像營養素那樣為身體帶來更多的效果，但它在維持良好消化功能的方面上卻是彌足珍貴的。**膳食纖維具有許多其他優點，其中之一就是對消化道中毒素和重金屬物質的吸收能力**，並且能將它們從身體裡消除殆

盡。纖維也能增加腸轉運時間，並且在毒素被驅逐於體外之前減少它們被重複吸收的風險。纖維含量最多的食物也同樣存在於這些最健康的——豆類、堅果、種籽、五穀雜糧、蔬菜和水果之中。你應該在飲食中多攝取這些食物。

某些類型的纖維會比其他纖維更能有效地對重金屬和其他毒素進行吸收與螯合作用。膳食纖維主要可分為兩種類型——水溶性和非水溶性。蘋果膠（Pectin）和瓜爾豆膠（Guar Gum）可以在食品加工過程中作為增稠劑使用，兩者皆為水溶性纖維。非水溶性纖維是植物性食物中的一部分，也就是我們通常所說的「粗糧」。麥麩就是一種非水溶性纖維，它是一種具有最大螯合作用的非水溶性纖維。**纖維中有一種主要物質能夠成為有效的螯合劑，那就是六磷酸肌酸醇（Inositol Hexaphosphate），簡稱「IP6」。**

IP6是一種有效的解毒劑以及強力抗氧化劑。迄今對IP6的研究中都是關於提高免疫系統和對抗癌症的能力（註16~註18）。**此外，它也被證實可以有效防止腎結石形成**（註19~註20）。

全穀類、堅果、種子和豆類中，每一百公克（3.5盎司）就含有一到六公克的IP6。白麵粉和精製白米本來就不含IP6，並且就重金屬的螯合作用來看也是毫無價值的。此外，每一百公克的玉米大約含有六公克的IP6，芝麻則含有五公克，全麥大約含有四公克的IP6，糙米則含有兩公克。IP6在小麥和米糠中的含量會特別高，米糠的IP6含量相當於麥麩的近兩倍。沈素甸醫生（Abulkalam Shamsuddin，M.D., Ph.D.），他是馬里蘭大學醫學院的病理學教授，也是IP6的權威之一，他建議IP6的維持劑量為每天攝取一到兩公克。可以從全穀類、堅果、種籽類、豆類、小麥和米糠，或膳食補充品等食物之中來攝取足

這個劑量。一杯煮熟的糙米大約可提供兩公克的IP6。在每一餐中添加一茶匙左右的麥麩，也能攝取到所建議的劑量。

綠球藻（chlorella）是一種特殊的淡水藻類，可作為膳食補充品，並藉以達到重金屬排毒的目的。在許多方面，綠球藻和麥麩是很相像的。其相像之處在於**綠球藻的纖維部分，這個纖維部分能夠吸引消化道中的重金屬物質以及其他毒素**，並且將它們排出身體之外。就像IP6一樣，綠球藻被指出能夠增強免疫系統且能與癌症對抗。而如同前面所提及的所有膳食纖維來源一樣，消化功能也能從中有所受惠。

綠球藻可以製成藥片狀、粉狀和萃取液的形式。成年男性的標準維持劑量為一天三公克或是三十毫升的萃取液，一茶匙的粉末約含有五公克的綠球藻。一開始可能要放慢腳步，先從建議劑量的一半開始攝取。有些人無法忍受綠球藻會引發一些類似過敏的症狀，例如呼吸難過、胸部疼痛、蕁麻疹。如果發生這些情況，應該立即停用。

你可以使用多種膳食纖維（例如麥麩、IP6，和綠球藻）的結合，幫助你從體內消除汞物質。但其實用不著把所有的膳食纖維一併使用，在飲食中，食用含有膳食纖維的食物是應該隨時注意的事情，那些營養補充品充其量只能算是一種額外紅利而已。

不要在早上攝取過多富含IP6的食物，或是跟著礦物質營養補充品搭配食用綠球藻補充劑，**IP6和綠球藻的螯合效果可能會降低對礦物質的吸收量。最好在午餐和晚餐之前攝取IP6或是綠球藻補充劑。**

抗氧化劑

重金屬物質可以干擾與破壞許多在體內的生物系統，而**由汞物質**

和其他重金屬所造成的重大惡性影響之一就是製造有害的自由基。汞物質對活細胞來說可是具有高度毒性的，它可被作爲催化劑，並把細胞膜原料中的脂肪酸轉換成過氧化脂質，細胞因此會遭受到破壞並且死亡，或者是產生變異（即癌化）。

自由基一旦形成，它就會隨機攻擊鄰近的分子，並使它們也成爲自由基。這個過程若是一直持續下去，將會產生愈來愈多的自由基。自由基的數量愈多，就能造成更大的損害。幸運的是，我們有一個針對這些破壞性恐怖分子的防禦物質——抗氧化劑。抗氧化劑會在中和自由基的過程去犧牲自己，如此一來，抗氧化劑就會被完全耗盡。因此，我們必須定時補充抗氧化劑，藉以抑止自由基的活動。

那麼，該從哪裡攝取到抗氧化劑呢？答案就在食物之中。一些最重要的抗氧化營養素包含了維生素A、C、E、硫辛酸以及輔酶Q10。我們的身體也同樣使用了某些人體必需的礦物質（例如鋅、硒）來製造出屬於自己的抗氧化劑。**維生素C是一種用於對抗汞中毒（mercury intoxication）最主要的抗氧化劑**，其中的原因在於它可以被大量使用卻不會因此造成任何傷害。當**生物牙科病人接受完汞填補物去除之後，通常會對他們進行大量的維生素C靜脈注射（約50g），這能大大抵消血液中的汞毒性。**（編審附圖52）

大多數的抗氧化劑分爲水溶性（維生素C）或脂溶性（維生素A、E、輔酶Q10）。硫辛酸（Lipoic）的特點在於它在身體所運作的範圍比其他抗氧化劑還來得更寬廣，因爲它同時具有水溶性和脂溶性的特質。它本身的微小型態能夠使它輕易進入到體內，這是其他物質所難以做到的事。舉例來說，它可以進入細胞核，並且防止自由基對DNA的損傷。在維生素C、E因爲對抗自由基而耗盡時，硫辛酸的作用就是

再生它們的抗氧化能力。不像其他的抗氧化劑，硫辛酸還具有一種溫和的螯合作用。

我們永遠無法完全擺脫自由基，它們會不斷地與我們同在，並且藉由各種化學物質和毒素，甚至經由正常的消化與細胞代謝過程中形成。無論它們來自於哪裡，都會進行恣意地破壞，所以必須要設法將它們中和掉才行。只要汞存在於你的身體中，它就會持續製造自由基，並且耗盡抗氧化劑儲量。

如果你體內含有汞齊合金物質的話，就必須從飲食中攝取充足的抗氧化營養素。你所吃的食物可能無法讓你足以面對體內的汞物質所造成的破壞，甚至汞物質可能已經積累在身體中的好幾個部位（例如大腦、肝臟、腎臟）了。膳食營養補充品相對就顯得格外重要了。

美國認定的維生素A建議攝取量（RDA）為一千RE（視網醇當量，retinol equivalent），維生素E則為三十IU。目前還未制定出建議劑量的則是硫辛酸。硫辛酸作為營養補充品的劑量通常建議在一天五十到一百毫克，如果是作為治療劑的劑量則可以再更高一些。你或許會發現市面上販售著兩種類型的硫辛酸——右旋硫辛酸（R-Alpha Lipoic Acid）和S型對映體的硫辛酸（S-alpha lipoic acid）。R形式（右旋硫辛酸）是從大自然形成的，而S形式則是合成的。R形式是S的兩倍功效。

如果你是糖尿病患者，請事先與你的醫生確認過後，再去補充硫辛酸到飲食中。**硫辛酸的補充可能降低血糖和胰島素水平**，所以你必須監控血糖水平，並根據需求來調整用藥。

藥物治療

毒品、酒精和香菸

　　許多用於治療全身性疾病的藥物所引起的口腔併發症範圍，從口乾效果（xerostomic effects，意指口乾舌燥的症狀）到牙釉質的表面結構和粘膜的變化。超過四百個以上的非處方藥和處方藥物具有口乾舌燥的副作用，其中包括止痛藥（阿司匹林、布洛芬）、三環抗鬱劑（tricyclic antidepressants）、抗組織胺劑（antihistamines）、和利尿劑（diuretics）。即使是身體護理產品（例如止汗劑）也具有脫水作用，會導致大量減少唾液的分泌。女性懷孕期間以及孩童的牙齒發育期間，若是攝取四環素類抗生素（antibiotic tetracycline），則會引發牙齒琺瑯質的不健全或發展受阻。

　　環孢靈素（Cyclosporine）是一種跟異常牙齦增長和發育有關的知名藥物，它被用來作為一種免疫抑止劑，藉以防止移植器官和骨髓的排斥反應。它也可以用來作為一種第二型糖尿病、類風濕性關節炎、牛皮癬 （Psoriasis）、多發性硬化症（Multiple Sclerosis）、瘧疾、類肉瘤病（Sarcoidosis），和其他一些自身免疫性疾病的治療法。干擾牙齦健康的其他藥物，包括某些鈣離子管道阻斷劑（calcium ion channel blocking agents）都會被用於治療各種心臟疾病和高血壓，例如Nifedipine（一種降血壓藥）和Verapamil（用於治療心律不整和高血壓的用藥）。Phenytoin（治療心跳不規律、癲癇的用藥）同樣也是如此，它被用於治療癲癇和管理各種神經障礙。

　　抗生素和類固醇經常會改變口腔菌群的數量，並且創造出一種促

進口腔以及整個胃腸道的真菌（如：白色念珠菌）過度生長的環境。此外，荷爾蒙治療可以同時達到增生和減少不同類型的口腔菌群，而改變正常口腔的菌相（生態）。

　　癌症患者特別容易因為抵抗力低下，以及化療而引發口腔併發症。化療藥物會引起疼痛的炎症以及潰爛的口腔與消化道粘膜(胃潰瘍十二指腸潰瘍)，並且容易使組織引發感染。放射治療則會如同對待腫瘤一般，去破壞健康組織的細胞分裂，並且殺死或傷害液腺的組織以及位於臉部和口腔的其他組織結構。

　　放射治療後的口腔併發症是相當常見的情況。一份由美國衛生和公眾服務部（U.S. Department of Health and Human Services）所公布，針對口腔健康和癌症治療的報告指出：「**輻射可能會導致無法挽救的唾液腺損害，進而導致蛀牙急劇增加。**」這份報告接著指出：「**口腔粘膜的變化可能會成為病原體侵害的入口，這可能會危及到那些使用免疫抑制（immunosuppressed）或骨髓抑制劑（bone-marrow-suppressed）的自體免疫疾病患者與血癌患者的生命**（註21）。」

　　藥物可以對我們的口腔健康造成偌大的影響。如果可以的話，最好盡量遠離它們。如果必須得接受藥物治療的話，最好和我所提倡的油漱療程併用，藉以維持免疫系統的強度，使之抑制體內的有害微生物。

具有脫水效用的藥物

混合型止痛劑

抗痙攣劑（Anticonvulsants）

止吐藥（Antiemetics）

抗組織胺劑（Antihistamines）

抗高血壓藥

止吐藥

帕金森藥物

抗汗劑（Antiperspirants）

解痙藥（Antispasmodic drugs）

食欲抑制劑（Appetite Suppressants）感
冒藥

解除充血劑

利尿劑

祛痰劑（Expectorants）

肌肉鬆弛劑

止痛藥

精神性藥品（CNS抗抑鬱藥，鎮靜劑）

安眠藥

　　藥物、酒精和菸全部都會抑制免疫系統的運作，使有害細菌得以大幅繁殖增長。酒精和菸會傷害口腔的粘膜，並使細菌更容易進入到血液之中。最好的方法就是遠離所有酒精飲料、菸以及不必要的藥物。

　　許多人發現，當他們的健康獲得改善時，他們對那些處方藥的需求就會降低，或者變得不需要那些藥了。顯然地，如果關節疼痛停止的話，就不再需要服用止痛藥或者是消炎藥。不要只是因為習慣吃藥而吃藥，如果沒有必要，就別使用藥物。沒有藥物的干擾，病程將會變得更短，而且會康復得更完整。如果你正在服用一些處方藥，就要記得嚴加控管你所進行的藥物治療進度，並且和醫生確認清楚，接著慢慢地中止藥物的服用。許多患有致殘性疾病，例如關節炎、糖尿病的患者，已經能夠從藥物的泥沼中完全脫離了。

酸鹼變化

口腔可以呈酸性、鹼性或者甚至是兩種皆有。口腔是一個酸鹼值會不斷變化的動態系統，有時它會是酸性（低酸鹼值），但在其他時候它也可以是鹼性（高酸鹼值）。口腔中不同的部位通常也會呈現不同的酸鹼值，簡單來說，就是你的口腔可以同時處於酸性與鹼性。

唾液酸鹼質的變化幅度大約從5.0到8.0左右，不過6.0到7.4（註22）之間的範圍會來得比較常見。病人口腔中的酸鹼值變化會比健康的人還來得劇烈許多。一個健康的口腔所呈現的酸鹼值變化通常會在40%以下，然而，不健康的人所呈現的酸鹼值通常會低於那些身體健康的人（較酸）。**在白天，唾液的酸鹼值也會高於夜晚的時候（較酸）。當我們在呼呼大睡的時候，唾液分泌基本上就會停止運作。**

食物會因為酸度與鹼度的程度差異而使口腔酸鹼值有所變化。舉例來說，吃一顆橘子就會使嘴裡的酸度提高。碳水化合物也會因為供應了產酸菌（acid-producing bacteria）所需而影響口腔酸鹼值。唾液則會緩衝酸度，並且增加酸鹼值，但是如果血糖水平一提升，唾液中的糖度水平也會跟著升高，並且會給予細菌充足的食糧。舌頭上或是臼齒周圍的酸鹼值可能會低於前排牙齒，以及旁邊的唾液腺。在用餐完後，酸鹼值就會因為唾液的緩衝作用而上升，當食物殘渣被細菌大快朵頤時，酸鹼值則會有所下降並產生酸性物質。在吃完東西後大概需要約一個小時的時間才能讓酸鹼值回復到正常的水平。當我們在睡覺時，唾液分泌會停止運作，沒有唾液的緩衝作用，酸鹼值就會下降，所以酸鹼值在夜晚和早上起床的時候會比整個白天的期間還來得低。

口腔內的酸鹼值相當重要，因為它能決定牙齒是否能再礦化

（remineralized）或者是被除礦物質化（demineralized）。**當酸鹼值比較高的（偏鹼性）的時候，嘴裡的礦物質就會結晶化，並且強化牙齒；如果酸鹼值降低（偏酸性）則會讓牙齒除礦物質化（解離），**牙齒會不停地被強化或是被摧毀。牙齒處於強化階段以及脫礦階段所需的時間，將決定牙齒的強度以及牙齒罹患蛀牙的敏感性。因此，想必你會希望在大部分的時間裡，唾液能維持在偏鹼性吧。

飲食習慣會對口腔中的酸／鹼度有著極大的影響。飲食中的碳水化合物供應了口腔中的細菌所需的養分，這其中包括食糖（table sugar，蔗糖）、葡萄糖、果糖、玉米糖漿、紅糖、粗糖、蜂蜜、糖蜜（molasses）、甚至是穀物、蔬菜、水果中的澱粉。在**吃完東西之後，細菌會花費將近三十分鐘的時間去製造酸性物質**。如果食物的殘渣卡在牙齒和牙齒表面之間，它們就會一如往常地用幾個小時去攝食這些殘渣，並且釋放出酸性物質。保持口腔清潔對於預防蛀牙和牙齦疾病來說是一個重要的關鍵。（編審附圖53）

一些具有黏性的食物會比那些容易被清除掉的食物還會卡在牙齒裡，並且也相對擁有較高的患病風險。焦糖、軟糖和糕點會比那些擁有相等糖度的水果雞尾酒（punch，水果調製的飲料）或是果汁還具有更大的威脅性。此外，精製的麵粉製品，包括白麵包，也和焦糖一樣有害。白麵包會在咀嚼的時候變得黏性十足，並且會附著在牙齒上。白麵包實際上就跟甜甜圈、餡餅、餅乾等等一樣，會比那些黏性較低的糖果更加能損害牙齒。

許多家長會給予小孩一個觀念：乾燥處理過的水果（例如水果皮或葡萄乾）是一種健康的點心。然而，乾燥處理過的水果是非常具有

黏性的，而且跟焦糖一樣有害於牙齒。

汽水同樣也是有害的飲料。雖然它不會像黏口的糖果和白麵粉食品一樣會依附在牙齒裡，但它仍是一種酸性食物。這些酸性物質會如同那些細菌所形成的酸性物質一樣，能夠吃遍所有牙齒的琺瑯質，並且促進產酸菌的生長。

雖然建議補充維生素C，但是維生素C咀嚼片並不能算是在補充維生素。維生素C另外也有個相當有名的名字叫「抗壞血酸」（ascorbic acid），也是一種具有高度酸性的物質。如果是以咀嚼片的形式，維生素C的能力則會強到足以溶解牙齒的琺瑯質。有一項有趣的研究是關於維生素C咀嚼片（註23）。研究者將咀嚼片溶解於蒸餾水中，並且觀察到健康牙齒在這樣的溶液中所造成的效果。經過四天之後，從溶液中發現牙齒的大小開始有所減少，並且在第八天的時候發現牙齒表面開始軟化，以致於用指甲就可以刮落下來。當我們在吃一些具有黏性與酸性的食物時，酸性會不斷地侵蝕我們的牙齒，使它們軟化並且容易患有蛀牙。

酸度偏高的食物例如蕃茄、柑橘類水果、醋，應該隨餐食用，如此一來就能使它們得以被沖洗稀釋到嘴外。未處理過的生菜並不會附著在牙齒上，而且也會藉由刺激唾液流量而迫使嘴巴徹底咀嚼。唾液增多則能有助於清理口腔，以及緩衝酸性物質。在飲食中多添加生菜，能夠有效中和那些同樣被吃進嘴裡，能夠觸發蛀牙的食物。

一些針對人類與動物的研究中顯示，牛奶和乳製品比較不容易導致蛀牙形成，甚至還可能預防蛀牙（註24）。生乳會是一個比較好的選擇，它含有會抑止細菌增長的抗體和酵素（註25）。雖然牛奶中含有

乳糖（牛奶糖），但細菌卻無法像其他糖類一樣地去利用它們。乳製品會使口腔呈鹼性，而且因爲它本身含有鈣質與磷，則有助於牙齒的再礦化（remineralization）（註26）。起司是一種功能強大的唾液興奮劑，它能幫助去除其他食物殘渣，以及平衡酸鹼值，所以特別有助於保護牙齒免於蛀牙。然而，**當在乳製品中添加糖分時，乳製品的抗蛀能力則會完全無效**。舉例來說，冰淇淋和含糖優格就比較容易促進蛀牙形成。

堅果類（特別是醃製過的堅果）也能有效刺激唾液流量，並且可能有助於防止蛀牙。**乾果是一種很好的鎂和微量礦物質的攝取來源，這也有助於骨骼和牙齒的形成**。因爲堅果質地比較硬，所以它們也是一種溫和的研磨劑，有助於牙齒的清潔。**一些堅果（特別是腰果）所含有的化學物質可以對抗許多種引發蛀牙的細菌**（註27）。

自從亞歷山大，佛萊明（Alexander Fleming） 於一九二八年發現能夠殺死細菌的青黴素（盤尼西林）以來，科學家們便已使用眞菌萃取物來作爲抗生素使用。同樣地，蘑菇也含有抗菌物質。從幾種可用的蘑菇萃取物中已經顯示能夠抑止轉醣鏈球菌（S. mutans，爲引發蛀牙的主要細菌）的生長（註28）。

香菇（Shiitake Mushroom）是上述蘑菇的其中之一，它是最有名也是全日本都非常熱門的蘑菇。攝取椎茸或者是其他蘑菇類或許能有助於預防牙菌斑和蛀牙。

在一餐的最後，我們通常會吃下一種錯誤的食物——點心！這會使糖分留在嘴裡。在吃完正餐之後，最好改吃生菜或者是無糖乳製品。

食物對於牙齒的威脅度

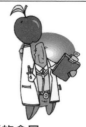

威脅度高的食品

糖和糖漿、糖果、糕點（蛋糕，餅乾，餡餅）、冰凍甜點（冰淇淋，冰棒）、即食的早餐穀片、乾果、薯條、餅乾、脆餅、無酒精的飲料（蘇打水，水果雞尾酒〔punch〕）、果汁、水果罐頭包裝糖漿、蜜餞、含糖飲料（蛋酒，巧克力牛奶）、果凍和果醬、白麵粉製品（麵包，麵條，烙餅）、白米飯

威脅度中等的食品

煮熟的蔬菜（除豆類以外）、全穀物（小麥，玉米，斯佩爾特小麥〔spelt〕，小米，糙米，爆米花）、熱穀類（燕麥，碎麥〔cracked wheat〕）、含糖的午餐肉（Luncheon meats，是一種罐裝壓縮的肉糜，通常由豬肉、澱粉、鹽和香料混合製成）、全麥麵食、水果

威脅度低的食品

生菜、豆類、乳製品、肉、魚、家禽、雞蛋、脂肪和油、茶葉和咖啡（不加糖）、代糖用品（甜菊〔stevia〕、甘露糖醇、山梨糖醇）

可能預防蛀牙的食品

堅果類、香菇、木糖醇、鹽

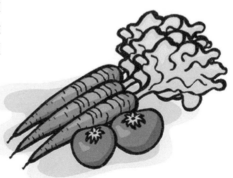

　　在飯後喝水或是漱口也是一個不錯的方法，藉以去除食物殘渣和多餘的酸性物質。也可以在每一餐飯後刷牙，不過有些牙醫警告，刷太多牙會磨損牙齒。

　　糖醇，例如木糖醇、甘露糖醇（mannitol）、山梨醇（Sorbitol），可用來作為糖的替代品。它們不會給細菌任何養分，或是促使蛀牙發生。木糖醇（Xylitol）是特別被看好的一種糖醇，研究顯示木糖醇用來替代糖分，能夠降低蛀牙發生，它似乎具有一種抗蛀效果。舉例來說，在一項研究之中，讓孩童嚼食木糖醇口香糖，一天三次並持續兩年，結果顯示這些孩童會比他們那些嚼食無木糖醇口香糖的同學還能降低蛀牙的發生。其中的原因，在於含有木糖醇的食品常常被建議作為預防蛀牙的輔助手段。

　　使用木糖醇溶液漱口一、兩分鐘左右，或者是嚼食無糖的木糖醇口香糖都能有效刺激唾液，並去除食物殘渣。在大多數的健康食品商店或網路上都買得到粉末狀的木糖醇。可以在少量的水中拌入少許的木糖醇，做出屬於自己的木糖醇「漱口水」，還可以加一滴薄荷萃取物來清新口氣。

　　用鹽水來漱口也有幫助。**鹽能夠刺激唾液分泌，並具有抗菌防腐的效果**。鹽一直都被用來作為食品防腐劑，因為它能夠抑制細菌的生長。食物中的鹽也可以提高唾液流量、減少蛀牙的風險，以及改善消化功能。海鹽則更優於一般鹽類，因為它含有許多有益健康的微量礦物質。

　　另一個能影響口腔健康的因素，則是食物攝取的頻率。愈常吃東西，口腔所存在的風險就愈高。在餐與餐之間享用點心是你最大的敵人，如果吃的是糖果棒、洋芋片、甜甜圈等垃圾食物的話。在糖分出

現在嘴裡（如果沒有附著在牙齒上的話）之後，細菌產生酸性物質的時間大約為三十分鐘。如果一個人在同一時間吃下三塊糖，牙齒就要承受大約三十分鐘的酸性脫礦作用（acid demineralization）。如果那個人是一次吃一塊糖，每半個小時牙齒接觸酸性物質的時間就會增加至九十分鐘。所以三塊糖分三次吃會比一次吃下三塊糖還要更糟糕。同樣地，在餐與餐之間不急不徐地享用汽水還不如在用餐時間順便喝完它。少量多餐、不斷地享用點心，或者是一口一口地享用富含碳水化合物的食物，就會使酸性物質停留在嘴裡的時間更久，如此一來牙齒永遠不會有機會奪回失去的礦物質。

最好能夠避免在餐與餐之間食用點心。如果真的非吃不行，不妨選擇蛋類、堅果、生菜，或低碳水化合物的東西來當作點心吃。

請避免攝取甜食。甜食不僅會提升糖度水平，還會使牙齒內的液體開始逆流，並且將酸性物質和細菌帶到牙齒裡頭。如果攝取了碳水化合物，請記得在攝取之後喝水漱口，把食物殘渣漱出來，或者是咀嚼木糖醇口香糖。吃一些起士或是一點堅果，也有助於去中和掉那些碳水化合物所產生的產酸作用。

請避免在深夜或睡前吃東西。食物殘渣如果留在嘴裡一整夜，將會給予飢餓的細菌相當充足的養分。在夜晚期間，唾液會停止分泌，酸性物質無法被緩衝掉。嘴裡會一直處於酸性狀態，進而使牙齒承受一整夜的脫礦作用。

排毒計劃

　　如果是按照油漱療程的要點來進行，你可能在幾天內就會開始改善。一般的情況下，身體的小毛病會在幾個星期內獲得改善。至於慢性疾病，可能會需要幾個月、幾年的時間，甚至更久。有些健康問題比起使用油漱和飲食調整，會更需要接受一套完整的療程。

　　多年積累的毒素與組織損傷，可能需要額外的淨化過程或其他治療，藉以帶來完全的康復。油漱是一個非常有效的排毒方法，而且與其他淨化療程結合，能產生出更強而有力加乘效果，這樣的加乘效果會比單獨使用某項療程來得有效許多。

　　現在有許多種排毒方法。現成的排毒療程或產品都可以在大部分的健康食品商店中購買。最有效的排毒方式其實已經存在很多年，而且也承受住時間的考驗。大多數的方式都不需要具備太多條件或是輔助，傳統的方式，例如斷食、果菜汁、排汗療法（桑拿浴），也仍同樣被認為是淨化和療癒身體的典範。

油漱保養與療法

保養

　　油漱並不能代替刷牙，還是應該持之以恆地每天在吃完東西後刷牙。如果沒有蛀牙問題和牙齦疾病，而且保持良好的健康，**一天做一次或兩次的油漱或許就能如你所願地保養好身體**了。至少應該在每天

早餐前做一次油漱，也可以做兩次油漱。油漱的最佳時間是在午餐前或是晚上吃完晚餐以及睡前，不要在油漱後到睡前之間享用點心，因為想必你會希望帶著一口乾淨、酸鹼平衡的口腔上床睡覺吧。

療法

如果現在正處於牙齦疾病、蛀牙或任何嚴重的健康問題，我建議你遵循以下治療方案。每天至少進行三次油漱，每次用餐前各一次。請使用所謂的「藥用椰子油」。為了使椰子油產生療效，必須在每一茶匙的椰子油中加入一滴牛至（Oregano）或者是丁香油。牛至和丁香油具有強大的抗菌效果，這將有助於殺滅口腔細菌、病毒，當然也包括真菌和寄生蟲。丁香油實際上是用來作為牙醫的口腔消毒劑。通常當你走進牙醫診所時，迎面而來的香氣就是丁香油。可以使用在一些健康食品商店所販售的精油，也可以透過網路來購買。這些油都是非常強而有力的，並且強到足以刺激皮膚。如果本身有嚴重的口腔感染，或許可以在每一茶匙的椰子油中加入兩滴試用看看。

接下來，取五十毫克劑量的輔酶Q10膠囊(去膠囊）。取出膏狀或粉狀，塗抹牙齦或牙縫，然後再食用一匙牛至油與椰子油的混合液。

輔酶Q10通常會用於患有牙周病的牙齦，藉以提高療癒效果（註29）。它具有抗氧化作用以及增強組織內能量產生的能力，還能同時輔助整個療癒的過程。

藥用椰子油製作法

椰子油一茶匙

一到兩滴的牛至或丁香油

五十毫克劑量的輔酶Q10膠囊

　　是否要將這個油漱療程以兩倍或三倍來進行，全要看你平時所使用的油量。只要你的口腔有感染發炎的情形正常進行，就可以使用藥用椰子油了。

　　在早上刷牙之後，就用含有3%的過氧化氫（Hydrogen peroxide，俗稱雙氧水）的溶液來漱口。過氧化氫基本上就是一種氧化水（oxygenated water）──多一個氧的水（H_2O_2）。過氧化氫常作為一種牙醫使用的牙齒漂白劑和消毒劑，這是因為細菌、病毒、真菌無法承受太多的氧氣，即使在含有3%的過氧化氫溶液（97%的水和3%的過氧化氫）中只有微量的氧氣，仍足以殺死它們，這使得過氧化氫成為一種非常有用和安全抗菌的有效漱口水。**過氧化氫優於那些市售的漱口水，而且其成本只有市售漱口水的一小部分而已。**每天在刷牙後，使用一次3%的過氧化氫溶液來漱口，使用的時間最好是在早上，因為細菌的數量會在這個時間到達最高峰。

　　當**過氧化氫進入體內與細菌接觸時，氧氣就會被釋放出來，並且使整個雙氧水溶液轉化成起泡或泡沫。這就表示它正在殺死細菌。當整個口腔裡都佈滿真菌時，只要一點點的過氧化氫就會在嘴裡產生泡沫**，此時你就必須徹底地漱口，然後再吐出來。其實可以直接吐在水槽，因為那些液體裡只剩水分和死掉的菌體而已。

如果有因持續感染而引發的疼痛，請將棉球浸泡於雙氧水中，並將浸溼的棉球放至於口腔裡的牙齒旁，請讓棉球待在嘴裡十分鐘。一天可以重複此步驟兩次到三次，直到疼痛消退爲止。通常來說，疼痛會在一天後有所消退，如果疼痛持續超過三天，請向牙醫尋求協助。

如果有牙齒方面的問題，就要盡可能地讓嘴巴保持乾淨。即使不在家裡，還是需要照顧好你的牙齒。如果不在飯後刷牙，那麼應該用木糖醇溶液或是小蘇打水來漱口，藉以去除食物殘渣並穩定酸鹼值。如果沒有木糖醇溶液或小蘇打水，也可以使用鹽水漱口。

安全係數

油漱是完全無害的，所需要做的就只是將植物油放進嘴裡而已，甚至不需要把它吞下去。老實說，還有什麼療法會比油漱還要無害的嗎？此外，**女性即使是在懷孕或是哺乳期間，一樣可以實行油漱**。除非是有一些身體上的不便難以實行之外，無論是身體不適還是生病，都能夠進行油漱。油漱不需要與藥物一起搭配使用，所以並不會出現不適應症狀（contraindication）。唯一要注意的就是要漱得徹底一點，並且不要吞進肚子裡。一般的情況下，五歲以上的孩童就能夠進行油漱了。

療程總結

就如本章所提到的，遵照「菲佛醫師的油漱療程」將能提升油漱的淨化效果，並且使嘴裡的微生物環境永久轉換成有益健康的環境。

有害或致病的細菌將會因此減少，讓那些麻煩至極的細菌無法得逞，藉以創造出一個健康的口腔環境，並提升整體健康。

該療程的要點總結如下。

健康飲食

飲食主要應該具備新鮮的食材（最好是有機的）、水果、蔬菜、肉類、蛋類、乳製品、堅果類、種籽類和全穀類。此外，還必須避免食用包裝食品、料理包、特別是精製的穀類和甜食。也要避免多元不飽和與氫化植物油、甜食和精製穀類。

營養補給油

每天食用一到四匙的椰子油，使用椰子油來烹煮食物，或是把它當作一種膳食補充品。減少或者是中止使用其他的植物油。

水分攝取

以一天的攝取量來算，體重的每二十五磅（十二公斤）就得飲用一杯十二盎司（約含三百五十五毫升）的水。飲用的水最好是純淨、清澈的水，並且不含氟和氯。

維生素和礦物質

每天須攝取多種維生素以及礦物質的膳食補充品，其中必須含有五百到一千毫克的維生素C。把鈣質的攝取量降低至四百到六百毫克。相對地，鎂的攝取量就要至少提升至四百到六百毫克。

口腔保健

養成每天刷牙和使用牙線清潔的習慣，並且定期檢查。如果你現在正在接受根管治療，以及嘴裡含有汞合金填補物的話，請採取適當的方式來解決這些問題。如果你嘴裡含有汞合金填補物，請依循以下的每日汞排毒程序，來降低汞物質對人體的傷害。

汞排毒法（如果口中有汞合金填補物）

微量礦物質

請每天依循建議攝取量（RDA）攝取膳食補充品。

鋅的劑量為十五毫克、硒為七十微克、銅為兩毫克。鋅和銅的攝取比例為八比一。礦物質營養補充品請在早上連同早餐一起食用。

香菜

每天食用一匙新鮮的香菜碎末。

膳食纖維

食用高纖維食物，包括蔬菜、堅果、種籽和全穀類作為日常飲食的一部分。請選取以下一種作為飲食補充品：一到兩茶匙的麥麩、一到兩公克的IP6，或者是三公克的綠球藻。在中餐、晚餐前後攝取這些螯合補充品（請不要在早餐時與礦物質營養補充品一起攝取，因會將營養補充品一併帶出體外）。

✦ 抗氧化劑

每天服用膳食補充劑，其中至少要含有符合建議攝取量（RDA）的維生素A、維生素E、硫辛酸、輔酶Q10和至少一千毫克的維生素C。

請在早餐時連同礦物質營養補充品一起攝取。

藥物

避免服用完全沒有必要的藥物，以及所有的菸和酒類。

保持良好的酸鹼值

請注意所吃的食物，食物的類型會對口腔的酸鹼值產生影響。**減少或停止食用絕大多數的甜食和精製的糧食產品**。請在正餐時間攝取碳水化合物，並避免在餐與餐之間享用點心，如果一定要吃點心，請選擇不易蛀牙的食物。請在中餐、晚餐之後使用木糖醇溶液、小蘇打水，或是鹽水來漱口，如果手邊只有白開水，也可以使用白開水來漱口。或者，也可以刷牙，但是漱口會比刷牙更能有效穩定口中的酸鹼值，並且去除食物殘渣。

排毒計劃

尤其是對於慢性症狀或疑難雜症來說，油漱可以與其他形式的排毒法結合使用，藉以增強的淨化和療癒的效果。如果是為了要治療

惡化中的口腔與其他健康問題，請使用藥用椰子油，每天進行三次油漱。如果嘴裡有感染發炎的症狀，請在早上刷牙過後使用含有3%過氧化氫的溶液漱口。（編審附圖54）

保養與治療

對於成年人或未成年人的牙齒問題和平日保養來說，每日請實行一到兩次的油漱。

迎接你的成功

你所獲得的成效將取決你有多配合本療程。如果沒有獲得想要的成效，就必須重新評估對此療程的配合度是否足夠。人們最容易在吃東西的時候失去理智，忘了該做的事情。要判斷出食物並不有益健康其實是輕而易舉的，然而，我們通常無法意識到自己究竟吃了多少這類有損健康的食物。

我其實刻意把膳食建議攝取量變得既簡單、範圍又廣，藉以滿足各種飲食偏好或禁忌的人。事實上，飲食建議背後主要的觀念是為了避免那些最容易損害健康的食物，然而，加工食品和即食食品——以罐頭、包裝袋、紙盒、塑料所包裝好的食品正好就是屬於這種食物。除了少數例外，這些食物皆缺乏營養，並且和含有可疑的添加劑與附帶的汙染物。你的飲食就是影響健康最重要的因素。如果有健康方面的問題，至少有一部分的責任很有可能得歸咎於飲食。

油漱是非常強而有力的，再加上當你擁有一個妥善的飲食習慣以

及其他促進健康的作息時，它就能爲你的健康帶來奇蹟。雖然油漱可能不會是每一種健康問題的解答，但它的確有能力帶來顯著的改善。它或許能夠讓身體去治癒本身所罹患的眾多病症，其中包括所謂的不治之症。

在進行油漱之後，你或許會立刻發現到身體上的變化，或者會花些時間才能感受得到。油漱所獲得的成效可能是緩慢的，也可能會不明顯——所以你可能什麼都沒感覺到，直到有一天你回想過去並說：「嘿，我今年都沒感冒過。」或說：「這幾個月以來，我的過敏都沒發作過。」我相信最顯著的改善是在於你的口腔健康——口氣清新、健康的牙齦、乾淨的牙齒，光是這一點就足以顯現出油漱的價值了。

編審附圖 1 - 54

《 《 《

編審附圖

附錄 1
關於油漱療法的祕密與誤解

　　在網路上可以找到許多說明、原理、過程來解釋關於油漱運作的原因、方式以及步驟。然而不幸的是，那些資訊都是錯誤的。由於缺乏對於油漱的正確資訊，網路就成了將油漱神蹟化、以訛傳訛的主要源頭了。

　　請記住，任何人、任何東西都可以在網路上出現。所以網路上的資訊並非一定是正確無誤的。網路可是出了名的假消息集中地，請不要盲目地相信任何你所閱讀到的東西，並留意資訊的來源出處。如果資訊是來自一份研究、學術機構，或是某人所發布具有顯著佐證的訊息，其準確性才堪信賴。如果只是來自某個人的意見，那麼其準確性則有待商榷。

　　由於在網絡上的誤傳，我推測應該很多人都對一些問題感到存疑。因此我會在這個部分回答其中的一些問題。

Q：喝完水之後必須等待至少一個小時才能進行油漱嗎？

A：有些資訊會要你在油漱前一個小時之前不能喝水，這絕對是一個錯誤的觀念。如果在油漱前喝一些水，實際上這樣反而會更好，如此一來，就有足夠的水分得以分泌油漱所需的唾液量。一般來說，人們在早上起床的時候是呈現脫水現象的。在油漱前，必須喝杯水讓自己保有足夠的水分。

Q：在吃完東西之後我必須要等四個小時才能進行油漱嗎？

A：你可以在任何時候進行油漱。會建議在食物消化後再進行油漱的
原因在於，油漱會導致釋放大量的黏液，這些黏液會擾亂你的胃
黏液而使你感到噁心。對於一個初學者來說，在那樣的狀態下進
行油漱的確不太舒服。最好等吃完東西後經過至少一至兩個小時
再進行油漱。不過對於油漱的老手來說就不會有這個顧慮了。

Q：我只能使用芝麻油或葵花油來進行油漱嗎？

A：不！這兩種油都是網路上常被推薦的用油，但是它們其實沒有比
其他油好到哪裡去，而且它們的健康價值也沒有多過我所推薦的
椰子油。

Q：油漱能夠把毒素從血液中經由嘴裡的血管帶出體外嗎？

A：這個作為油漱如何幫身體排毒的解讀其實還蠻常見的，但事實上
這是一點道理也沒有。為了要讓毒素被消滅，它們將會被迫直接
接觸到油。這意味著，油也一定會通過黏膜而被吸收進入到血液
裡。然後，油就會去抓住毒素，接著會在血液中被沖刷掉之前立
刻藉由黏膜跳回到嘴裡。即使油可以在血液裡外瞬間移動，但它
又是如何分辨出哪些物質是毒素、哪些物質是無害得以留存的
呢？其實它辦不到，它是藉由吸收嘴裡的細菌和其他生物體來進
行排毒，而跟血液一點關係都沒有。

Q：我一定要用完一整匙的油嗎？

A：不！你只需要用你覺得可以接受的量即可。對很多人來說，一匙實在是太多了。當你進行油漱的時候，隨著唾液的分泌，嘴裡所含的量甚至還會多到溢出來。因此，你不需要使用太多的油。

Q：有人認為油漱的療效是來自油中的必需脂肪酸。缺乏必需脂肪酸的人會透過他們的嘴巴去吸收這些脂肪酸到血液之中。

A：你不會吸收到大量的脂肪酸，因為你把油含在嘴裡幾分鐘，接著就會全部吐掉。你所放進嘴裡的油量就等於最後你吐出來的油量。此外，芝麻油、葵花油的必需脂肪酸是亞麻油酸（Linoleic Acid，亦稱omega 6）。這種脂肪酸幾乎存在於所有的食物之中，其中包括肉類、蛋類、牛奶、蔬菜、穀物和加工食品。一般的飲食中都會含有較多的亞麻油酸，那是因為你從一匙芝麻油或是葵花油中就能攝取得到亞麻油酸了。因此，光用那一丁點油來進行油漱是無法從油裡獲得什麼健康價值的。

Q：我一定要使用冷榨油或植物油來進行油漱嗎？

A：少經精製的油會比完全精製過的油還要健康的觀念，讓許多網站都建議冷榨油或是有機油才是唯一的選擇。不管是冷榨油或是有機油其實不會比完全精製過的油好到哪裡去。卡拉克醫師（F. Karach）的談話中曾建議使用「提煉過」的油。有些網站就引述他的話，並自作主張把「提煉過」解讀成「冷榨」或是「未精製」。你不能採信網路上引述卡拉克醫師（F. Karach）的那些表面的主張，因為他的話已經被某些網站給扭曲了。此外，其他人會在不知不覺之中仿效這些已被改過的範本，並將之發布在他們的網站。

Q：我需要漱到油變白之後再吐出來嗎？

A：數以千計的小氣泡會被融為油與唾液的混合物，所以才會變白。如果你一開始是使用淺色或無色的油，油漱到最後就只會變成白色。如果你使用的油是深黃色（例如玉米油），或者是深綠色（例如橄欖油），最後你則會漱出淡黃色或淡綠色的溶液，而非白色，這樣的話，無論你在嘴裡油漱漱多久或多用力都不會變白色的。

Q：我需要漱完整整二十分鐘嗎？

A：這就好像在問「我需要刷我的牙齒嗎？」如果讓你花一分鐘刷牙，你能刷得多徹底呢？其實並沒有辦法刷得很乾淨吧。油漱也是同樣的道理。你必須給它充足的時間，就是十五到二十分鐘。不過，如果你手頭正在忙，只能做五分鐘或是十分鐘，那也總比你不做要來得好。

Q：我一定得全心全意地專心油漱不可嗎？

A：油漱的時候你並不需要盤腿打坐，也不用高唱咒語。有些資訊主張什麼都不做，只專心在嘴巴和油漱的進行上，然而，這是沒有必要的。你可以在油漱的同時，更有效地運用時間去做其他的事情。這會讓自己覺得時間很快就過去了，並使油漱的過程更無拘束。當你油漱的時候，你可以洗個澡、準備早餐、散步、看報紙或是打電腦。如果你能在油漱的同時去完成一些有意義的事情，將能更容易地去持之以恆。然後，油漱將能輕易成為你日常生活中的一部分，而非一種負擔。

Q：油漱可以治癒任何問題嗎？

A：油漱本身並不會進行治療。它的用意是為了讓你能夠消除口腔細菌，並紓緩過度的壓力，進而使身體的免疫系統得以去增強健康。在這個過程之中能夠解決許多健康問題，但並不是全部的問題都能夠解決。相信油漱能夠治好所有健康問題的觀念，是相當不切實際的。不過，即使有一些健康問題無法獲得解決，你也不需要氣餒，這或許是因為病因與口腔健康或免疫系統無關。

Q：我如果什麼都不做，只是嘴裡含著油，這樣也能獲得一樣的效果嗎？

A：不會！這就像是你待在車裡，但車子卻沒發動一樣。你雖然人在車子裡，但是你卻哪兒都去不成，此時你需要發動車子，才能去你想去的地方、做你想做的事情。同樣地，你也必須讓油在你嘴裡好好運作，藉由油的推移與漱動，把在你牙齒與牙齦之間的細菌給吸取出來。

Q：每當我開始油漱就會感到噁心，我該怎麼辦？

A：這對於初學者來說是普遍會有的現象，他們都不喜歡油在嘴裡的口感。不過經過一段時間之後，你就會習慣有油在你嘴裡了，而且那些令人不舒服的感覺也會減輕不少。如果在這段時間你開始感到噁心，不妨就把油吐出來吧！接著把在你喉嚨裡的黏液咳出來，好好地喝一杯水，然後重新開始。你也可以藉由添加幾滴肉桂油或薄荷油來讓油的口感好一些。

Q：<u>不能服用任何藥物，否則藥效就會跟油漱互相牴觸？</u>

A：油漱是完全無害的，既不會牴觸到任何藥物的作用，也不會受到任何藥物的影響。

Q：<u>油漱能有助於身體排毒，但在懷孕或哺乳期間也可以進行油漱嗎？</u>

A：油漱可以藉由減輕細菌所帶來的負擔，藉以減緩身體的壓力，這會讓身體的免疫系統變得更加有效率，免疫系統增強的作用就會實際地去強化胎兒的發育和母乳的品質。

Q：<u>為什麼我無法獲得像其他人那樣的成效呢？</u>

A：人們無法如願獲得成效的最大原因，在於他們並沒有好好地遵循油漱療程的步驟。例如他們在療程期間還是有在吃垃圾食物、油漱的時間在五分鐘以下、沒有每天進行油漱、沒有攝取足夠的水分、或者是老做一些有害健康的事情。如果你淨做一些有害身體健康的事情，那麼你就不能指望可以藉由油漱獲得改善。即使你做好全部的事情了，你還是需要一段足夠的時間來讓療程發揮作用，請不要期待奇蹟會在一夜之間發生。根據實際的健康狀況，可能需要幾個月的時間，或者甚至是幾年的時間才能看到成效。此外，有一些健康問題的主因其實跟口腔健康或免疫系統一點關係也沒有，如此一來，實行油漱療程可能也無法讓這些問題獲得改善。這只是因為油漱無法對某些特定的問題帶來「療癒」的作用，但並不表示油漱是毫無效果的。它至少會有助於保持口腔健康，並且或許還能預防可能會在未來發生的健康問題。

附錄 2

成功案例分享

講到油漱療法的效用，最能說服人心也最能激勵人的證據，或許是上百名使用過油漱療法的個人證詞。如果一個療法沒有任何結果，那就一無是處，而油漱療法產生好結果。最快速也最明顯的結果是口腔健康的改善，牙齒變得更乾淨、口氣變得更清新、健康的粉紅色牙齦，還有出血減少。隨著系統性病症的改善，口腔的感染症也跟著減少或消失。下列的證詞是許多油漱療法奇蹟的一部分。

・台灣讀者的成功案例分享・

放下心中大石頭，疑似口腔癌的囊腫消失了

在父親的積極介紹下，我於2013年3月16日第一次以家裡僅有的冷壓初榨橄欖油，油漱了二十分鐘，雖然在油漱後的感覺非常好，有著「第一次感到口腔如此乾淨」的感覺，但是橄欖油的質地、味道實在是不適合拿來油漱。

在經歷過第一次油漱後，儘管橄欖油真的滿噁心的，老婆還是在第二天，我的「嚴厲監督」下，完成了她生平第一次油漱，在同時嚐到油漱的好處與橄欖油的噁心之後，老婆馬上在當天去買了一瓶冷壓初榨椰子油，按照「油漱療法的奇蹟」一書作者的推薦，使用本身就具有殺菌作用的椰子油，真的是非常好的建議，椰子油質地不似橄欖油濃稠、味道清香，長時間油漱後的感覺不油膩、更是讓整個口腔充滿椰香。

就這樣，我一天早晚二次、老婆每天早上一次的二十分鐘例行油漱，到2014年6月9日的今天，已經連續油漱快達一年三個月了。

有在抽煙的我，也不知道從何時開始，無論我如何勤奮刷牙，我的右上排犬齒與小臼齒附近的牙齦，總是會出血，尤其是在熬夜之後更是嚴重。另外，我的口腔左側內膜、靠近中央的部位，長時間來右一塊約小指頭指甲大小的粗糙區塊，只要在我免疫力降低時，就會形成血泡，一年總會發生個二、三次；儘管耳鼻喉科、牙科醫生相繼幫我做過病理分析，也試著治療，雖然分析不出任何不好的東西，由於無法根治卻也是個口腔癌的潛在的風險。

就在我開始油漱三、四天後，我發現我右上排牙齦就停止出血了；而在大約一個多星期的時間後，口腔左側內膜的粗糙區塊變整個消失，恢復成跟 其他口腔內膜一樣的光滑、細緻，之前偶爾會產生的血泡，到目前為止也從未再發生過，耳鼻喉科、牙醫無法根治的症狀，不到二個星期就解決了。這樣的結果讓我鬆了一口氣，擔心成為口腔癌的疑慮消失了，除了印證「油漱療法的奇蹟」中理論與案例的真實性之外，讓我更是心甘情願的持續每天二次的油漱。

老婆由於先天牙齒本來就好，再加上沒有抽煙，油漱後的「直接效果」並沒有我這麼明顯，不過由於她非常清楚我的牙齦出血、內膜血泡等「症狀」，我的例子成功的說服她，有關油漱殺菌的作用。長時間油漱下來，她的「療效」卻是「美容等級」的：由於長時間油漱的臉部肌肉運動，讓 她臉部的皮膚變得更緊實、法令紋也相對變淺，成了一個意想不到的結果，也讓她養成每天早上起床馬上油漱二十分鐘的習慣。

　　　　　　　　　　　　　　　　　　—高雄 律師王耀慶

汞合金殘害身體，油漱提升身體免疫力

我原本是位癌末病人，原本醫師都宣告來日不多。某日因偶然與謝嚴谷老師接觸，而接觸細胞分子矯正醫學讓身體獲得奇蹟似的改善。兩年後，謝老師又向我提到齒科毒素的問題而開始執行油漱療法，也進而得知汞合金（牙齒治療常有汞銀殘存）對身體的影響之大。後來，透過老師的介紹，進行除汞手術。將八顆牙齒中的汞合金填充物移除後，立即發現長年來的老毛病「頸部痠痛」不見了，整個人也頓時輕鬆起來，就好像長期潛在體內的負擔都消失了。透過那次經驗，證實牙齒與身體息息相關。現在我仍身體健康，早已不是過去那位被醫師放棄的患者了！

我與先生一同實施油漱療法已有將近半年的時間。這段期間，發現牙齒變得清爽且帶有光澤，不再有過去那種怎麼刷牙都不乾淨的感覺！另外，使用油術療法後，也發現身體免疫系統增強許多，不像過去那般容易感冒！ 　　　　　　　 ─台北 服裝設計師 劉瓊惠小姐

油漱改善牙周病口臭

我起初有周牙病的問題，進而口腔有異味（牙周病引起）。無論多勤奮的刷牙或讓醫師協助洗牙，口腔異味仍存留著。後來決定跟著太太一同實行油漱療法，口腔內味道都不見了。其實初次嘗試油術療法時，妻子就立即感覺到我口腔中的異味彷彿不見了。由於油術療法的威力驚人，我們夫妻倆目前仍持續實施油漱療法將近半年的時間了！ 　　　　　　　 ─台北 知名古典吉他音樂家 陽光道先生

油漱是療癒身心的療法

長年受糖尿病之苦，患有牙周病且不知道牙齒的嚴重性。我在使用油漱療法前，牙齒已成發黃狀且牙齦萎縮。後來聽從謝嚴谷老師老師的建議，進行油漱療法。從今年二月底開始至今，使用玄米油漱口，牙齦開始變健康且變白了。我是個虔誠的基督教徒，我認為油漱療法不僅僅是讓身體健康而已，也會使得心靈愉悅！牙齒的健康與否真的會影響全身的運作！　　　　　　　　　　　　　－台中 柯淑蕙小姐

拔除根管牙齒解決高血壓問題

我今年七十餘歲，從事務農的工作。長年高血壓，但找不出病因所在。經由謝嚴谷老師的指導下，才瞭解根管牙齒的嚴重性與心血管疾病的重大關聯。後來拔除根管牙齒後，發現牙槽內充斥著膿液且在沒有服用降血壓藥的情況下，當晚血壓立刻從180降到140。從此以後，高血壓大大的改善。我才明白牙齒健康真的與身體緊連，是不容忽視的一塊。自從口中的根管牙齒拔除後，我的身體真的好了許多，精神也開始變比較好了！　　　　－高雄 有機農場主人 曹蔡梅女士

使用汞合金填充物補牙，影響身體機能

我很年輕時，就發現自己有高血壓的症狀，這個情況維持了10年。但我完全不理解為什麼會出現高血壓與胸悶的症狀，因為我完全沒有家族病史，而且也很注重養生，並積極地作好身體保健。在這過程中，我看遍中西醫卻一直無法找出真正的病因。遇到謝嚴谷老師後，她直接指出是我口腔中的汞銀充填物在作怪。

二十幾歲時，我補了八顆牙齒，而這些牙齒都是使用汞合金填充物，因此才導致我的症狀。而高血壓、胸悶等的症狀就如同謝老師所講的慢性汞中毒。釐清病因後，我立刻將口中的汞合金填充物移除。果然在除了汞的當天，原本高到180的高血壓馬上降至正常，而且每次喝熱咖啡都會胸悶（因為溫度會造成更多汞蒸氣揮發）的我，十八年來第一次沒有感到胸悶，真是太神奇了！

如此我才了解，原來找出真正的病因才能解決疾病的問題，我實在是太幸運了，希望更多人也可以受益於齒科毒物概念的教導以解決自身慢性病的問題。

－台中　邱瓊斐小姐

改變老人退化性問題

我今年九十六歲，去年4月16日我無意間聽廣播聽到「油漱療法的奇蹟」，我一聽完就覺得很興奮，一早跟孫女分享，而孫女們隔天就買書給我看。於是，我就開始照著書的內容來跟著實行油漱療法！我在生命線工作了46年，一直很崇尚自然健康養生，我今年九十六歲了，但這輩子沒吃過一顆藥，健康檢查也都很健康。唯一困擾就是走路慢，但很多醫師朋友們都告訴我這是年紀大的緣故。

但我從2014年4月16日開始油漱至今，感覺到自己走路變得比較有力了，這段期間我也有寫日記來紀錄油漱療程的改變，原本想再紀錄久一點，但感覺實在太好了，所以迫不及待的想與你們分享，也謝謝你們出這本書。我真的很希望這本書可以多多推廣，讓大家恢復健康的身體。油漱療法的神奇功效，真的只有自己親自嘗試才能明白那種感覺！

－台北　劉女士

身體免疫力提升

　　從去年五月份直至今日，仍持續實行油漱療法。目前我以橄欖油為主，曾嘗試別種油種（如椰子油），但發現不適用於自己（有上火現象）。起初只是聽聞友人推薦而嘗試，日後卻發現油漱的神奇功效。一開始進行油漱療法時，就覺得牙齒比以往乾淨許多，甚至可以維持一整天。而後也發現飲食後不像以往容易沾惹齒垢，口中也分泌較多口水，嘴不再那麼乾。持續使用四天後，發現因長期使用電腦的肩頸痠痛改善了。而且愈漱愈能感受到油漱的神奇與奧妙，也能間接訓練臉部肌肉。

　　實行油漱療法以一年多了，這段期間發現自己的免疫力提高了。從開始油漱後，感冒機率就明顯地變少，原本約半個月就會感冒一次，但油漱後約兩個月才有個小感冒，不過都因為加強油漱時間而化解，短則兩天長則七天一定能痊癒。以往感冒喉嚨痛不吃藥不會好，但透過油漱加上多喝溫水改善，第三天就感覺到明顯差異，第六天就完全不痛了。自從開始油漱後，我就少吃了好多感冒藥，除非太忙碌疲憊而感染重感冒時，才不得不就醫。　　　　　　－知名部落客 Amanda

編輯群親身體驗

　　我使用有機椰子油油漱三個月，就發現用牙線時不會流血了，牙垢也變少。而皮膚還變細了，臉部腮幫子變得比較緊實。

　　　　　　　　　　　　　　　　　　　　　　　－晨星編輯 OEC

我在使用橄欖油和芝麻油兩個月，發現一開始有清痰的效果。以前換季時，常因過敏體質都會打噴嚏、擤鼻涕，但使用過後卻發現一個月內都沒有這些症狀。口腔變得很乾淨，對食物口感的敏銳度也提高了，且較不能接受口腔有異味。自然口臭也改善了！

　　　　　　　　　　　　　　　　　　　　　　　　　─晨星編輯　小綠

　　我使用有機椰子油一個月後，發現混濁的痰變清了，臉上膚質變得比較容易上妝，生理期期間感覺也比較沒有那麼悶痛了。

　　　　　　　　　　　　　　　　　　　　　　　　　─晨星編輯　Fenny

　　我使用初榨冷壓椰子油兩個月，發現免疫力增加了，過敏咳嗽也改善了。以前睡覺時，都會有鼻涕倒流的現象，但油漱後發現已改善許多，積痰的狀況也減少了。過去口臭與牙齦出血的現象也改善了。油漱療法雖不是醫藥治療，但在過程中我仍可感受身體的改善變化。

　　　　　　　　　　　　　　　　　　　　　　　　　─晨星編輯　Vince

　　我使用椰子油與苦茶油三個月，發現牙菌斑沒有了，每天腸道通暢無比，生理痛明顯改善，皮膚更變滑了！　　　　　　─晨星編輯　Su

我使用橄欖油兩個月，發現早上起床後會有的深痰可以輕易吐出，喉嚨也感覺清爽不再堵塞。 ─晨星編輯 史瓦洛

我只使用椰子油七天，但每次油漱完都感覺口腔充滿椰子的香氣，感覺超棒的！牙齒齒垢變少，黃斑也愈來愈淡。 ─晨星編輯 老K

❖❖❖

我使用初榨冷壓橄欖油十天，睡覺時鼻中隔彎曲所致的鼻塞情況有改善；起床後嘴巴口氣不佳的問題也慢慢變得清新！

─晨星網編 丫金

·國外讀者的成功案例分享·

口腔健康

　　為了對抗一種抗生素，我在上個星期六的時候，決定開始嘗試油漱療法。我的顎骨裡有一處感染，起因是一年前所做的不良牙冠。我看起來活像是一隻花栗鼠，而且疼痛不已。星期六當天，我漱了兩次口，星期天的時候增加到三次，從那之後，我每天都漱三次口。到星期一早晨時，我的下顎正常了，而且我還能使用那一邊咀嚼，這是好幾個月來的頭一遭。現在我的骨頭裡仍然有一顆腫塊，但是已經沒有任何疼痛感了。我不知道它除了紓解症狀之外，還有什麼效用，但是我知道它讓我的感染症消失了。

—泰瑞莎

　　我注意到我的牙齒變得更潔白，我的舌頭也呈現我從未見過的最健康的粉紅色。哦，對了！我的排便狀況似乎變好了。不用好像畫畫一樣等半天，每天早晨進行油漱療法之後，馬上就能正常排便，睡前也會排一次便。我只有在早上實行油漱療法，那是我每天早上花二十分鐘所作的第一件事，而且是在空腹的狀態下。

—C. W.

　　一位不好的牙醫師對我的一顆牙齒造成了傷害，使用油漱療法後，我立刻獲得了紓解。我無法準確地解釋它的作用，但是我的睡眠也變好了。我用過特級冷壓橄欖油，還有芝麻籽油。我第一次使用油

漱療法時，牙痛就停止了。我的嘴裡有嚴重的金屬味，這也是我之所以知道毒素眞的有被漱出來的其中一個原因。剛開始的前兩天，我還是感到非常虛弱，但接下來都覺得精力充沛！　　　　　　　　—索琳娜

我已經實行油漱療法大約一個月了，我使用的是冷榨胡桃油。當我到牙醫師那進行半年一次的洗牙和檢查。衛生員和牙醫師都評論著我的牙齦變得多健康。我的牙醫師說：「不管你現在正在做什麼，都見效了。」過去，我一直都有牙齦出血的問題，這個毛病已經「離我而去」。　　　　　　　　　　　　　　　　　　　　　—佩姬

大約有兩年的時間，因爲牙疼和對熱、甜、冷等感知的極度敏感，我都無法用嘴巴的右邊咀嚼，我強烈地懷疑自己需要另一次的根管治療了。從開始油漱療法的第二天開始，我發現，口腔的整個右半邊都不再有敏感的現象。第三天開始，我已經能夠用右邊咀嚼了，儘管我還是得小心翼翼。現在，三個星期過去了，我使用右邊咀嚼的頻率和使用左邊一樣多，而且沒有任何疼痛感，也不再敏感，而且我也注意到，我的牙齒更堅固了，不再有鬆動的現象。　　　—佩吉

我已經進行油漱療法差不多一個月了，我每天都會實行兩次，我注意到我的牙齦狀況有很大的改善。我最後一次看牙醫時，已經進行

過兩次根管治療，而他們想要進行第三次的根管治療來改正前兩次的手術。想也知道，我的牙齦嚴重疼痛，並且起了一個膿腫，痛得我難以忍受。我的下顎整個腫起來，就像一隻花栗鼠一樣，我長期以來都在忍受這些疼痛。我開始使用葵花油進行油漱療法，到第三天時，我就發現疼痛的強度減弱了。七天內，我再也感覺不到疼痛，而膿腫也完全消失。我的葵花油用完了，現在正在使用初榨冷壓椰子油。我的牙齦呈現健康的粉紅色，它們不再有萎縮的現象。我原有一顆鬆動的牙齒需要被拔除，但是牙齒邊的牙齦已經將牙齒緊緊固定住，所以那顆牙齒再也不會鬆動了。我的皮膚變得更柔軟，而且再也沒有耳朵疼痛的病症發生。

—黛安

感染症

今天早上我第一次嘗試油漱療法，它對我的鵝口瘡（口腔念珠菌）產生了驚人的影響力，不僅如此，我的牙齦也已經幾乎停止出血了。我已經因為鵝口瘡換過一種又一種的藥物，但是每一種藥物都讓它變得更嚴重，而且醫生也不知如何是好。一次的油漱療法（我只漱了五分鐘就吐掉）就已經讓鵝口瘡好了一大半，除了舌頭後方嚴重的部分還沒有好之外，幾乎都好得差不多了，這真的是太驚人了。

—保羅

大約八個月以前，我的智齒讓我疼痛不堪，連話都說不出來，也吃不了東西。牙醫師叫我去找外科醫師將它們拔除，而外科醫師又要

我去找牙醫師，因爲這些智齒還沒有長到可以被拔除！這些莫名其妙的事情持續將近兩個星期之後，一位友人叫我嘗試油漱療法。才剛開始第四天，我就看見效果了！我的牙齒再也不痛了，而且還變得更乾淨。從那之後，我沒有找過任何牙醫師或是醫生，而且我已經一年沒有感冒了！過去只要季節轉換，每幾個月我就會感冒、發燒或是得到鼻竇感染症（舉凡你想得到的都有），但是今年都沒有！兩個星期以前，我的喉嚨有點痛，但是也已經好了！我的臉看起來更明亮，而且我也覺得更有活力。不論你有沒有生病，我都會將這個療法推薦給任何人，效果絕對驚人！我覺得自己比五年前更健康！

——珍妮

從很小的時候開始，我的體內就有單純性皰疹病毒，而且經常受到感冒與口腔潰瘍所苦。現在，才早上而已，我就能感覺到一個在我舌頭上的潰瘍已經消失了。隔天，出現在我嘴角的單純皰疹從來沒有這麼小過，而且全部都快要不見了。它一個階段一個階段地復原，三天後，完全消失了，平整無瑕。如果沒有治療的話，皰疹通常會加倍，而且正常的醫療過程通常都要兩個星期。

——佩吉

過敏與氣喘

去年，我因爲過敏，停工了好幾個星期……。我開始實行油漱療法，我眞的可以感受到毒素透過我的黏膜，離開我的身體。實行兩個星期後，我的過敏都痊癒了，而且感覺棒透了。

——馬克

從十一歲初經來潮之後，我就開始受過敏與氣喘所苦……而且症狀非常嚴重，每個月都會持續三到四天的時間。四十五年來，我已經嘗試過所有的治療方式，但是都沒有成功。我的一生都脫離不了藥物，但是卻從沒有被治癒過……。實行（油漱療法）兩個月後，我的健康問題反而變得比較嚴重，但是我將這些情況當作療癒的反應，並抱著希望安慰自己，在這些反應之後，我的病症就會完全痊癒。這些反應持續了大約兩個月。現在，我已經施行油漱療法九個月了，我變得非常健康。氣喘消失了，關節或身體也不再疼痛，皮膚上沒有任何斑點或色素沉澱，反而獲得嶄新明亮的皮膚，消化也變好了，而且我什麼都能吃，不用再擔心過敏了。

—V. L.

　　大約在兩個星期以前，我一天要使用兩次吸入器，後來我開始了油漱療法，隔天我就停止使用吸入器了。我沒有馬上吐出痰，但是我那一整天，都在慢慢地將痰咳出來。我遇到的另一個情況是，不知怎麼地，我的胸口變得很緊，而且至少發生了兩次。通常我覺得胸口有壓迫感時，都會一直持續，而且會愈來愈嚴重，直到我使用吸入器。現在當類似的情形發生時，我會花差不多三個小時的時間，慢慢地開始將痰咳出來，直到我的胸腔再次變乾淨。我「從未」有過這樣的經驗，我的胸腔會在它開始緊縮時，自行進行清理的動作。我「總是」要透過服用藥物，才能獲得紓解，而在那段時間裡，我的鼻子幾乎沒

有舒服過。但是自從我開始實行油漱療法之後,它再也不會不舒服
了。我唯一的結論是,一定是油漱療法的功勞。　　　　　　—丹

鼻竇病症

　　開著電風扇我就無法入眠,在開放空間時我就會鼻塞,冷水澡是
另一個詛咒。開始施行油漱療法之後,我可以睡在電風扇前,而且開
到最強,一點不舒服的感覺也沒有。偶爾發作一次的哮喘或是嗜酸性
粒細胞增多症(eosinophilia)消失了,已經持續三到四年的左膝和右
腳踝疼痛也不痛了。我頭顱上一個小小的、將近五年的疹子也消失殆
盡,還有已經發作二十年的痔瘡也奇蹟似地消失了。　　　—T. R.

　　我已經實行油漱療法十二天了,其中十天使用椰子油,而結果
讓我興奮不已。使用油漱療法的第二天,我的鼻竇就開始排泄(沒有
感覺到鼻竇受到擠壓),並且在兩天後,我的肺開始排痰。同時,我
也發現自己睡得更好,變得更有活力。當然,口腔和牙齒也覺得棒極
了。我現在一天使用椰子油漱口三次,效果絕對讓人屏息。　—薇勒莉

　　兩個星期前,我開始實行油漱療法,結果很驚人。開始的前幾
天,許多痰吐了出來,我的鼻竇問題都消失了,而鼻竇用藥現在已經
成為過去式。我的牙齒變得更亮,而且刷牙時,牙齦也不再有出血的
狀況。　　　　　　　　　　　　　　　　　　　　　　—蕭薇亞

每當我躺下，呼吸時就會發出的震耳喘息聲不見了，我似乎也睡得比較好……我的肺部不再感到壓迫，而當我試著擺脫肺部壓迫時也不會再咳嗽了。十八年前我戒了菸，在那之前我曾經是二十年資歷的老菸槍。這肯定是我肺部問題的根源。　　　　　　　　　　—佩吉

消化問題

　　我八十二歲，過去四十年來，我一直受到便祕與痔瘡所苦。諮詢過許多醫師，服用過許多藥物，但是都只能得到暫時的紓解。實行油漱療法不到兩個星期的時間，病症便持續改善，運動時不再感到疼痛，發炎和痔瘡也減少了。我開始正常排便，而且非常乾淨。夜晚時，我睡得安穩舒適，消化毛病、食欲不佳的情況也消失了。數十年的老毛病因油漱療法而不再出現。　　　　　　　　　　—N. R.

　　最近，我受到左心室衰竭所苦。實行油漱療法十五天後，我發現我的病症有了變化，心臟超音波檢查就是證據。過去三十年來，我都飽受酸性消化疾病（十二指腸潰瘍）所苦，油漱療法奇蹟似地讓我的病症獲得紓解，而我也已經停止服用制酸劑了。我有良性前列腺肥大的狀況好幾年了，實行油漱療法之後，夜晚頻尿的情況減少了許多。一些小症狀，像是口腔炎（口腔黏膜發炎）、舌炎（舌頭發炎）、胸口和頸處的皮膚搔癢，還有肌膚的異常色素沉澱也都消失了。實行油

漱療法之後，我的手掌變得紅潤明亮，充滿血色，於是所以我到檢驗所測量我的血紅素。我驚訝地發現，短短兩個月，血液裡的血紅素已經從十一克升到十二點四克。

─藍加‧拉歐醫生（N. Ranga Rao）（外科醫生）

糖尿病／血糖

我的體重九十公斤（一百八十磅），身高四英呎十一英吋（一百五十公分），虛弱的腳已經扭曲變形。變形的腳曾經因為走路而變得腐敗，還有膿滲出來。藉著每天實行油漱療法和走路，我變強壯了，而且能夠毫無障礙地行走。油漱療法慢慢地降低了我的血糖，糖尿病也痊癒了。肌膚變得乾淨明亮，身體上的斑點全部消失。身體變得強壯，牙齒堅固，牙齦變得健康，頭髮也黑了回來，不再變白或變灰。

─A. U.

在七十四歲這樣的高齡，我早就已經不再期待任何一種療法會有奇蹟似的結果。但是，我必須要說，我透過油漱療法所體驗到的奇蹟，而且簡直不敢置信。過去十三年來，糖尿病一直困擾著我。而現在我即使沒有服用藥物，血糖仍然正常。所有藥物，包括維生素、酵素等，我也不再需要了。

─S. B.

關節疼痛／關節炎

過去十年來，我都一直飽受雙膝的關節炎所苦，還有過去二十年

來的下背疼痛所折磨。我已經試過好幾種專症治療的藥物了，但是都只有暫時的紓解。直到我開始實行油漱療法……並觀察到奇蹟般的改變發生了。五天內，我雙膝的關節炎和後背疼痛完全痊癒。這眞是讓人不敢置信。

—S. J. G.

我昨天才開始嘗試油漱療法，馬上就被明顯可見的快速效果嚇了一大跳！我因爲好動的生活方式讓一邊的膝蓋受了傷，爾後就一直飽受膝傷所折磨，由於我也不是太年輕，所以無法輕易復原。好幾個星期了，我的膝蓋一直好不了。但是當我昨天實行了第一次的油漱療法之後，我馬上就得到結果了！我的膝蓋變得很輕，而且還能夠作深蹲的動作，一點問題也沒有！我是一個非常多疑的人，所以我一直想要找出我所實行的其他健康療法，讓膝蓋彈性改善的原因。但是當我的母親當天稍晚也嘗試了之後（她受到急性關節炎所苦），她也說她的關節狀況明顯變得比較好。

—瑪雅

我已經七十一歲了，從十二歲那年開始，我的頸部就一直有疼痛感，近三十一年來我睡覺都無法用枕頭。第一個星期（開始實行油漱療法之後）我頸部的疼痛感就停止了，我睡在枕頭上，第二個星期，我就將我已經用了四十年的電毯丟掉了。

—A. R.

現在我已經實行油漱療法兩個月了，我所注意到最棒的事情是，我雙膝的疼痛已經完全消失了。我的雙腳在坐下一段時間，再次爬起來的時候，不再感到疼痛。我將這個療法推薦給其中一位僱員，他的腿部痛得不得了。短短幾天之後，他就告訴我，疼痛感已經好很多了。從現在開始，我會繼續實行這個療法。我在洗澡和作早務的時候油漱，我的肌膚變得更乾淨了。

—黛比

過去的十年來，我都有後背疼痛的狀況，我已經讓許多醫生看過，他們都使用相同的治療方式，而且也長期進行牽引，但是都沒有任何改善。每天要是沒有藥物的幫助，像是伊普膜衣錠（Brufen）、諾準止痛藥（Voveran）和其他藥物，我就無法入眠……。我開始使用葵花精製油實行油漱療法，而且十五天內，就發現情況有改善，三個月內，我的疼痛感已經大幅減少。現在，我已經實行油漱療法六個月了，90%的疼痛已經獲得紓解。現在，隨著後背疼痛連帶引起的頸部和腋窩疼痛也消失了。如今我已經不再因為後背疼痛服用任何藥物。

—帕柏哈卡醫生（V. Prabhakar）

皮膚方面

我每天早上都用初榨椰子油實行油漱療法。它讓我的牙齒變白，牙齦變結實，臉部肌膚變柔軟，面皰減少了，最奇怪的是，它消除了從小就出現在我手臂上的印記／汙點，那個印記已經在那裡二十年了，卻在三週內消失無蹤。我現在完全相信這個療法。　　—S. H.

自從開始油漱療法，我的臉上就再也沒有爛痘氾濫了！眞的很不可思議！我的臉看起來眞的很好，光是這點就足以讓我繼續實行下去。我還因爲牙齒變白了而得到許多稱讚！愛死這個療法了！ —J. L.

我是一名七十九歲的退休教師……我想要藉由實行油漱療法讓身體健康，而且已經開始每天實行一次了……。過去三十年來，我的左腳一直有長溼疹，雖然進行過很多不一樣的治療，但是溼疹仍然在那兒。而近十年來，我的右食指上也長了類似的溼疹。好幾年來，我都有下後背疼痛的症狀，這種病症叫作脊椎炎。我已經實行油漱療法一年又八個月，下後背疼痛的症狀已經完全消失，左腳上的溼疹也開始復原，只剩下有時候會有些許的搔癢感，而我確定它也會消失，這些療癒眞的太讓人驚喜了。
—C. V. R.

為了知道油漱療法有什麼功用，我從三個月以前開始實行這個療法，我馬上注意到牙齒變得更潔白了。一星期內，我的舌頭和牙齦顏色就變得更粉紅，而且看起來更健康。原本已經在舌頭上好幾年的蒼白舌苔，隨著我油漱的次數愈多，就愈有減少的趨勢。我的關節不再僵硬，而且已經好到我不用再繼續服用有關節潤滑複方的葡萄糖胺，或是需要使用腳部按摩器舒緩僵硬現象。我以前走起路來活像個老太

婆，擺脫這件事的感覺實在是太好了！

我的皮膚變得平滑柔軟。數十年來，我一直都有一種皮膚病，就是毛孔角化症（keratosis pilaris），這種皮膚病讓我的上臂和臉頰長滿了小顆粒。如今這個症狀已經減少了99%，我也可以再次穿上無袖上衣，不用再感到不好意思。

我去拜訪了我的姊妹三個星期的時間，為了能和她多點時間敘舊，我將每天早上油漱療法的時間減少為十分鐘，結果那些小顆粒又回來了。我將時間恢復到每天二十分鐘，它們又再次減少，對我來說，這就是確鑿的證據，是油漱療法讓我的肌膚變得更乾淨。 ─K. P.

睡眠、體力和減重

今天是我第四天實行油漱療法，我注意到我的口腔從來沒有這麼乾淨過，而且牙齒竟然也變白了！因為這個療法，我的睡眠變好，白天時也更有體力了。
　　　　　　　　　　　　　　　　　　　　　　　　　　─H. D.

自從開始實行油漱療法之後，我注意到新陳代謝變好了，牙齒變得緊密，體重還減輕了十二磅。我變得更有活力，牙齒似乎也變白了。頭腦清醒，體重減輕是我最大的收穫。
　　　　　　　　　　　　　　　　　　　　　　　　　　─雅琳

我嘗試過芝麻油，然後是葵花油，後來有人向我提到初榨椰子油，我發現它是我最喜歡的油。我的身高是五英呎兩英吋

（一百五十八公分左右），而且固定體重是五十一公斤（一百磅），但是過去的幾個月，我已經少了五公斤（十磅）。　　　　　　　—佩姬

＊＊＊

我還沒有實行這個療法超過一個星期，我每天吃早餐之前都會進行一次油漱療法。今天早上，我量體重時，發現這個星期我已經少了一點五公斤（三磅）。我的體重過重很多，所以這個方法真的很令人讚許。　　　　　　　　　　　　　　　　　　　　　—薇拉

＊＊＊

我已經受鼻竇感染症折磨三個月了，每天都要服用維克斯的日鎮（Dayquil）感冒藥，才有辦法安然度過一天。才進行一次油漱療法，我的鼻竇馬上就開始排泄，完全不用等待。我當天就停藥了，而且持續實行油漱療法，每天都會排出鼻涕，我真的很驚訝。我的牙齒、牙齦和舌頭也變得比以前更乾淨。還有幾個出乎我意料之外的收穫，那就是——我的活力滿滿，就連早上也是（已經至少有二十年的時間，如果沒有咖啡因的幫助，我就無法這麼有活力）。我也不再渴望咖啡因、糖分或鹽分了。我睡得很安穩，而且不再需要那麼多睡眠。我的肌膚像寶寶一樣柔軟。我以前對怪獸能量飲（monster energy drinks）上癮，每天至少要喝上三次，但是自從開始油漱療法之後，我一次也沒喝過。　　　　　　　　　　　　　　　　　　　　　—安潔

荷爾蒙問題

我通常會因為經期時的荷爾蒙變化，在下巴和臉頰的地方長出痘痘。但是開始實行油漱療法的過去這兩個月來，我已經沒有再因為任何原因出現爛痘爆發的情況了！

—N. K.

一開始我覺得油漱療法聽起來很奇怪，但是我的一位博士友人寄了一封郵件給我，告訴我她已經開始使用油漱療法了，就在那時，我決定我也應該試試看。我開始了油漱療法，而且從未想要終止這件事。它幫助了我的睡眠、情緒，減少了我的焦慮，提升了我的腦部功能，還有其他更多的好處。

—愛倫

我已經實行油漱療法一個月了。我讀到它能幫助荷爾蒙問題的資料，但是我不認為它能根除我的抽筋狀況。然而實行油漱療法一個月之後，我的經期抽筋和其他相關的經前症候群，幾乎都不存在了。這是多年來，我第一次能將經期來潮的第一天，過得和其他正常的日子一樣，不會因為劇痛而俯著身子。我的肌膚也變乾淨了。我的姊妹也開始實行油漱療法，一個星期後，她也獲得了相同的效果，不會再抽筋了！

—泰勒

我已經實行油漱療法兩個多月，而以下幾件事情都因油漱療法而改善。經前症候群，我現在已經幾乎不會再抽筋了！我以前都必須仰賴異丁苯丙酸（Ibuprofen〔INN〕、常用名爲：普羅芬、布洛芬、異丁洛芬），但是現在根本不用服用它們。腹漲不再，也幾乎不會一直排氣了！晨間的極度疲勞現象消失了。油漱療法是最不可思議的事情之一，我希望每個人都能知道油漱療法！ ──愛莉絲

我的經期嚴重紊亂，而且顏色都非常深，每二或三個月我才會來一次月經。我的荷爾蒙幾乎完全消失，我失衡了。實行油漱療法的第一個月後，六個星期以前來過的經期出現了，我已經好幾年沒有這樣了。下一個月的循環就是準確的二十八天之後，從那之後，我的經期週期就正常了，至今已經維持四個月。現在經期來潮的時候，經血的顏色也是正常的血色，不再是暗黑色或有血塊。 ──菈蘿

頭痛症狀

我已經受偏頭痛之苦好幾年了。我曾經有過持續了好幾天的偏頭痛。沒有東西可以讓它持續獲得紓解，可能要等到死亡來臨那天，偏頭痛才會離開！但是，油漱療法只花了短短十分鐘的時間，就擊退了我的偏頭痛！ ──E. A.

纖維肌痛症（fibromyalgia）

我嘗試了這種療法，它對我的纖維肌痛症產生了奇蹟般的效果。

我使用了建議的兩湯匙油量,在口中來回漱了十五分鐘,將它吐掉,刷牙,然後喝兩杯水。我有顳頜關節疾病(temporomandibular joint disorder,簡稱TMJ),因為下顎會疼痛,所以我不認為我能夠漱十五分鐘的時間,但就在兩分半鐘之後,我下顎的疼痛消失了。抵達十五分鐘之前,我身體的僵硬、疼痛和痠痛都消失了。從一九九一年開始,我就一直受到纖維肌痛症所苦,而這是唯一一個我嘗試過,能夠讓我獲得立即紓解效果的方法。

—薇莉亞

其他病症

我已經實行油漱療法兩個月了,每天都會實行一到二次。我注意到許多好處。使用牙線時,我的牙齦立刻停止出血。我的牙齒和牙齦結合得更緊實,而且也變得更白了。實行一個月後,我頸部和胸口處的肌膚都提升了平滑度和彈性(皮膚上的雞皮疙瘩都消失了)。身體上的一些痔也縮小了!手肘變得平滑、晨間口腔氣味改善了、對咖啡因的渴望消失了、關節可動性提升了。二十五年前,我有一片被車門夾碎的指甲,從來沒有完全長好過,但是現在幾乎都長出來了!定時施行油漱療法的兩個月之後,頭皮屑也都消失無蹤了。　—安妮特餐

附錄 3
參考資料

第1章　讓你多活20年的方法

1. Cromie, W.J. Discovering who lives in your mouth: Bacteria give clues to cancer and gum disease. *Harvard University Gazette*, August 22, 2002.

第2章　細菌，真菌與蛀牙

1. Pihlstrom, B.L., et al. Periodontal diseases. *Lancet* 2005;366:1809-1820.

第3章　牙齒決定你的健康！

1. Hughes, R.A. Focal infection revisited. *Br J Rheumatol* 1994;33:370-377.
2. Sconyers, J.R., et al. Relationship of bacteremia to tooth-brushing in patients with periodontitis. *J Am Dent Assoc* 1973;87;616-622.
3. Fine, D.H. and Stuchell, R. Correlation of levels of inflammation and inward particle penetration in human gingival. *J Dent Res* 1977;56:695-696.
4. Miller, W.D. The human mouth as a focus of infection. *Dent Cosmos* 1891;33:689-695.
5. Hunter, W. Oral sepsis as a cause of disease. *Lancet* 1900;i:215-216.
6. Hunter, W. The coming of age of oral sepsis. *Br Med J* 1921;i:859-861.

7. Billings, F. Chronic focal infections and their etiological relations to arthritis and nephritis. *Arch Int Med* 1912;9:484-498.

8. Rosenow, E.C. Focal infection and elective localization of bacteria in appendicitis, ulcer of the stomach, cholecystitis and pancreatitis. *Surg Gynecol Obsiet* 1921;33:19-26.

9. Mayo, C.H. Focal infection of dental origin. *Dental Cosmo* 1922;64:1206-1208.

10. US Department of Health and Human Services. Oral health in America: A report of the surgeon general. Rockville, MD:US Department of Health and Human Services, National Institute of Dental and Craniofacial Research, National Institutes of Health; 2000. Available at: http://www2.nidcr.nih.gov/sgr/sgrohweb/home.htm.

11. Eggleston, D.J. Teeth and infective endocarditis. *Aust Dent J* 1975;20:375-377.

12. Spaulding, C.R. and Friedman, J.M. subacute bacterial endocarditis secondary to dental infection. A case report. *NY J Med* 1975;41:292-294.

13. Kraut, R.A. and Hicks, J.L. Bacterial endocarditis of dental origin: report of a case. *J Oral Surg* 1976;34:1031-1034.

14. Kaplan, E.L. Prevention of bacterial endocarditis. *Circulation* 1977;56:139a-143a.

15. Oakley, C.M. Prevention of infective endocarditis. *Thorax* 1979;34:711-712.

16. Thornton, J.B. and Alves, J.C. Bacterial endocarditis. A retrospective study of cases admitted to the University of Alabama hospitals from 1969 to 1979. *Oral Sur Oral Med Oral Pathol* 1981;52:379-383.

17. Bayliss, R., et al. The teeth and infective endocarditis. *Br Heart J* 1983;50:506-512.

18. Siegman-Igra, Y., et al. Endocarditis caused by Actinobacillus actinomycetemcomitans. *Eur J Clin Microbiol* 1984;3:556-559.

19. Lieberman, M.B. A life-threatening, spontaneous, periodontitis-induced infective endocarditis. *J CA Dent Assoc* 1992;20:37-39.

20. Anonymous, Bad teeth and gums a risk factor for heart disease? *Harvard Heart Letter* 1998;9:6.

21. Millman, C. The route of all evil. *Men's Health* 1999;14:102.

22. DeStefano, F., et al. Dental disease and risk of coronary heart disease and mortality. *BMJ* 1993;306:688-691.

23. Muhlestein, J.B. Chronic infection and coronary artery disease. *Med Clin North Am* 2000;84:123.

24. Kozarov, E.V., et al. Detection of bacterial DNA in atheromatous plaques by quantitative PCR. *Microbes Infect* 2006;8:6887-693.

25. Kozarov, E.V., et al. Human atherosclerotic plaque contains viable invasive Actinobacillus actinomycetemcomitans and Porphyromonas gingivalis. *Arterioscler Thromb Vasc Biol* 2005;25:17-18.

26. Beck, J.D., et al. Periodontal disease and cardiovascular disease. *J Periodontal* 1996;67Suppl:1123-1137.

27. Carter, T.B., et al. Severe odontogenic infection associated with disseminated intravascular coagulation. *Gen Dent* 1992;40:428-431.

28. Currie, W.J. and Ho, V. An unexpected death associated with an acute dentoalveolar abscess—report of a case. *Br J Oral Maxillofac Surg* 1993;31:296-298.

29. Syrajanen, J., et al. Dental infections in association with cerebral infarction in young and middle-aged men. *J Intern Med* 1989;225:179-184.

30. Mattila, K.J., et al. Association between dental health and acute myocardial infarction. *BMJ* 1989;298:779-781.

31. Mattila, K.J., et al. Dental infections and coronary atherosclerosis. *Atherosclerosis* 1993;103:205-211.

32. Sikku, P., et al. Chronic Chlamydia pneumoniae infection as a risk factor for coronary heart disease in the Helsinki Heart Study. *Ann Intern Med* 1992;116:273-278.

33. Roivainen, M., et al. Infections, inflammation, and the risk of coronary heart disease. *Circulation* 2000;101:252-257.

34. Morer, G. Arthritis of the knee healed after dental avulsion. *Nouv Presse Med* 1975;4:2338.

35. Miller, W.D. The human mouth as a focus of infection. *Dent Cosmos* 1891;33:689-695.

36. Hunter, W. Oral sepsis as a cause of disease. *Lancet* 1900;i:215-216.

37. Billings, F. Chronic focal infections and their etiological relations to arthritis and nephritis. *Arch Int Med* 1912;9:484-498.

38. Billings, F. Chronic focal infection as a causative factor in chronic arthritis. *J Am Med Assoc* 1913;61:819-822.

39. Davidson, L.S.P., et al. Focal infection in rheumatoid arthritis. *Ann Rheum Dis* 1949;8:205-209.

40. Rashid, T. and Ebringer, A. Rheumatid arthritis is linked to Proteus—the evidence. *Clin Rheumatol* 2007;26:1036-1043.

41. Astrauskiene, D. and Bernotiene, E. New insights into bacterial persistence in reactive arthritis. *Clin Exp Rheumatol* 2007;25:470-479.

42. Kirdis, E., et al. Ribonucleotide reductase class III, an essential enzyme for the anaerobic growth of Staphylococcus aureus, is a virulence determinant in septic arthritis. *Microb Pathog* 2007;43:179-188.

43. Lens, J.W. and Beertsen, W. Injection of an antigen into the gingival and its effect on an experimentally induced inflammation in the knee joint of the mouse. *J Periodont Res* 1988;23:1-6.

44. Rubin, R., et al. Infected total hip replacement after dental procedures. *Oral Surg* 1976;41:18-23.

45. Schurman, D.J., et al. Infection in total knee joint replacement, secondary to tooth abscess. *West J Med* 1976;125:226-227.

46. Jacobsen, P.L. and Murray, W. Prophylactic coverage of dental patients with artificial joints: a retrospective analysis of thirty-three infections in hip prostheses. *Oral Surg* 1980;50:130-133.

47. Lindqvist, C., et al. Dental x-ray status of patients admitted for total hip replacement. *Proc Finn Dent Soc* 1989;85:211-215.

48. Newman, H.N. Focal sepsis—modern concepts. *J Irish Dent Assoc* 1986;14:53-63.

49. Scannapieco, F.A., et al. Oral bacteria and respiratory infection: effects on respiratory pathogen adhesion and epithelial cell proinflammatory cytokine production. *Annals of Periodontology* 2001;6:78-86.

50. Latronica, R.J. and Shukes, R. Septic emboli and pulmonary abscess secondary to odontogenic infection. *J Oral Surg* 1973;31:844-847.

51. Rams, T.E. and Slots, J. Systemic manifestations of oral infections. In: *Contemporary Oral Microbiology and Immunology.* Slots J., Taubaman, M.A. editors. St. Louis: Mosby, 1992;500-510.

52. Loesche, W.J., et al. A possible role for salivary bacteria in aspiration pneumonia. *J Dent Res* 1995;74:127.

53. Von Mutius, E. Of attraction and rejection—asthma and the microbial world. *N Engl J Med* 2007;357:1545-1547.

54. Kraft, M., et al. Mycoplasma pneumoniae and Chlamydia pneumoniae in asthma: effect of clarithromycin. *Chest* 2002;121:1782-1788.

55. Gibbs, R.S., et al. A review of premature birth and subclinical infection. *Am J Obstet Gynecol* 1992;166:1515-1528.

56. Offenbacher, S., et al. Actinobacillus actinomycetemcomitans infection associated with low birth weight. *J Dent Res* 1993;72:2157.

57. Offenbacher, S., et al. Periodontal infection as a risk factor for preterm low birth weight. *J Periodont* 1996;67(10 Suppl):1103-1113.

58. Moliterno, L.F., et al. Association between periodontitis and low birth weight: a case-control study. *J Clin Periodontol* 2005;32:886-890.

59. Krejci, C.B. and Bissada, N.F. Women's health issues and their relationship to periodontitis. *J Am Dent Assoc* 2002;133:323-329.

60. Leon, R., et al. Detection of Porphyromonas gingivlis in the amniotic fluid in pregnant women with a diagnosis of threatened premature labor. *J Periodontol* 2007;78:1249-1255.

61. Herrera, J.A., et al. Periodontal disease severity is related to high levels of C-reactive protein in pre-eclampsia. *J Hypertens* 2007;25:1459-1464.

62. Mapstone, N.P., et al. Identification of Helicobacter pylori DNA in the mouth and stomachs of patients with gastritis using PCR. *J Clin Pathol* 1993;46:540-543.

63. Nguyen, A.M., et al. Detection of Helicobacter pylori in dental plaque by reverse transcription-polymerase chain reaction. *J Clin Microbiol* 1993;31:783-787.

64. Van Dyke, T.E., et al. Potential role of microorganisms isolated from periodontal lesions in the pathogenesis of inflammatory bowel disease. *Infect Immun* 1986;53:671-677.

65. Dickinson, C.J. Mouth bacteria as the cause of Paget's disease of bone. *Med Hypotheses* 1999;52:209-212.

66. Yoshihara, A. et al. A longitudinal study of the relationship between periodontal disease and bone mineral density in community-dwelling older adults. *J Clin Periodontol* 2004;31:680-684.

67. Lerner, U.H. Inflammation-induced bone remodeling in periodontal disease and the influence of post-menopausal osteoporosis. *J Dent Res* 2006;85:596-607.

68. Ebisu, S. and Noiri, Y. Oral biofilms and bone resorption. *Clin Calcium* 2007;17:179-184.

69. Nishimura, F., et al. Periodontal disease and diabetes mellitus: the role of tumor necrosis factor-alpha in a 2-way relationship. *J Periodontol* 2003;74:97-102.

70. Mealey, B.L. and Rethman, M.P. Periodontal disease and diabetes mellitus. Bidirectional relationship. *Dent Today* 2003;22:107-113.

71. Mealey, B.L. and Oates, T.W. diabetes mellitus and periodontal diseases. *J Periodontol* 2006;77:1289-1303.

72. Engebretson, S., et al. Plasma levels of tumour necrosis factor-alpha in patients with chronic periodontitis and type 2 diabetes. *J Clin Periodontol* 2007;34:18-24.

73. Grossi, S.G. Treatment of periodontal disease and control of diabetes: an assessment of the evidence and need for future research. *Ann Periodontol* 2001;6:138-145.

74. Lacopino, A.M. Periodontitis and diabetes interrelationships: role of inflammation. *Ann Periodontol* 2001;6:125-137.

75. Pucher, J and Stewart, J. Periodontal disease and diabetes mellitus. *Curr Diab Rep* 2004;4:46-50.

76. Aldous, J.A., et al. Brain abscess of odontogenic origin: A case report. *J Am Dent Assoc* 1987;115:861-863.

77. Marks, P.V., et al. Multiple brain abscesses secondary to dental caries and severe periodontal disease. *Br J Oral Maxillofac Surg* 1988;26:244-247.

78. Andrews, M. and Franham, S. Brain abscess secondary to dental infection. *Gen Dent* 1990;38:224-225.

79. Hedstrom, S.A., et al. Chronic meningitis in patients with dental infections. *Scand J Infect Dis* 1980;12:117-1121.

80. Zachariades, N., et al. Cerebral abscess and meningitis complicated by residual mandibular ankylosis. A study of the routs that spread the infection. *J Oral Med* 1986;41:14-20.

81. Fernando, I.N. and Phipps, J.S.K. Dangers of an uncomplicated tooth extraction. A case of Streptococcus sanguis meningitis. *Br Dent J* 1988;165:220.

82. Perna, E., et al. Actinomycotic granuloma of the gasserian ganglion with primary site in a dental root. A case report. *J Neurosurg* 1981;54:553-555.

83. Barrett, A.P. and Buckley, D.J. Selective anaesthesias of peripheral branches of the trigeminal nerve due to odontogenic infection. *Oral Surg* 1986;62:226-228.

84. Kim, J.M., et al. Dental health, nutritional status and recent-onset dementia in a Korean community population. *Int J Geriatr Psychiatry* 2007; 22:850-855.

85. Nakayama, Y, et al. Oral health conditions in patients with Parkinson's disease. *J Epidemiol* 2004;14:143-150.

86. McGrother, C.W., et al. Multiple sclerosis, dental caries and fillings: a case study. *Br Dent J* 1999;187:261-264.

87. Stein, P.S., et al. Tooth loss, dementia and neuropathology in the Nun study. *J Am Dent Assoc* 2007;138:1314-1322.

88. Zigangirova, N.A. and Gintsburg, A.L. Molecular approach for development of new medicaments for chronic infections treatment. *Zh Mikrobiol Epidemiol Immunobiol* 2007;(4):103-109.

89. Crippin, J.S. and Wong, K.K. An unrecognized etiology for pyogenic hepatic abscesses in normal hosts: dental disease. *Am J Gastroenterol* 1992;7:1740-1743.

90. Kshirsagar, A.V., et al. Periodontal disease is associated with renal insufficiency in the Atherosclerosis Risk in Communities (ARIC) study. *Am J Kidney Dis* 2005;45:650-657.

91. Pollmacher, T., et al. Influence of host defense activation on sleep in humans. *Adv Neuroimmunol* 1995;5:155-169.

92. Kirch, W. and Duhrsen, U. Erythema nodosum of dental origin. *Clin Invest* 1992;70:1073-1078.

93. Smith, A.G., et al. Fulminant odontogenic sinusitis. *Ear Nose Throat J* 1979;58:411-412.

94. Miller, E.H. and Kasselbaum, D.K. Managing periorbital space abscess. Secondary to dentoalveolar abscess. *J Am Dent Assoc* 1995;126:469-472.

95. Ishak, M.A., et al. Endogenous endophthalmitis caused by Actinobacillus actinomycetemcomitans. *Can J Ophthalmol* 1986;21:284-286.

96. Bieniek, K.W. and Riedel, H.H. Bacterial foci in the teeth, oral cavity, and jaw—secondary effects (remote action) of bacterial colonies with respect to bacteriospermia and subfertility in males. *Andrologia* 1993;25:159-162.

97. Shelley, W.B. Urticaria of nine year's duration cleared following dental extraction. *Arch Derm* 1969;100:324-325.

98. Russi, E.W., et al. Septic pulmonary embolism due to periodontal disease in a patient with hereditary hemorrhagic telangiectasia. *Respiration* 1996;63:117-119.

99. Suzuki, J., et al. A fatal case of acute mediastinitis caused by periodontal infection. *Nihon Kyobu Shikkan Gakkai Zasshi* 1992;30:1847-1851.

100. Marks, P.V, et al. Multiple brain abscesses secondary to dental caries and severe periodontal disease. *Br J Oral Maxillofac Surg* 1988;26:244-247.

101. Losli, E. and Lindsey, R. Fatal systemic disease from dental sepsis. *Oral Surg Oral Med Oral Pathol* 1963;16:366-372.

102. Gallagher, D.M., et al. Fatal brain abscess following periodontal therapy: a case report. *Mount Sinai J Med* 1981;48:158-160.

103. Palank, E.A., et al. Fatal acute bacterial myocarditis after dentoalveolar abscess. *Am J Cardiol* 1979;43:1238-1241.

第4章　致命的齒科毒素

1. Berlin, M.H., et al. On the site and mechanism of mercury vapor resorption in the lung. *Archives of Environmental Health* 1969;18:42-50.

2. Kudak, F.N. Absorption of mercury from the respiratory tract in man. *Acta Pharmacology Toxicology* 1965;23:250-258.

3. Svare, C.W., et al. The effect of dental amalgams on mercury levels in expired air. *Journal of Dental Research* 1981;60:1668-1671.

4. Reinhardt, J.W., et al. Mercury vapor expired after restorative treatment: preliminary study. *Journal of Dental Research* 1979;58:2005.

5. Ziff, S. *The Toxic Time Bomb*. Santa Fe, NM; Aurora Press, 1986.

6. Svare, C.W., et al. The effect of dental amalgams on mercury levels in expired air. *Journal of Dental Research* 1981;60:1668-1671.

7. Heintze, V, et al. Methylation of mercury from dental amalgam and mercuric chloride by oral streptococci in vitro. *Scandinavian Journal of Dental Research* 1983;91:150-152.

8. Huggins, H. *It's All In Your Head: The Link Between Mercury Amalgams and Illness*. Garden City Park, NY:Avery Publishing, 1993.

9. Gosselin, R.E., et al. *Clinical Toxicology of Commercial Products, 5th Ed.* Philadelphia, PA:William & Walkins, 1984.

10. Fagin, D. Second thoughts about fluoride. *Scientific American* January 2008.

11. Skolnick, A. New doubts about benefits of sodium fluoride. *JAMA* 1990;263:1752-1753.

12. Riggs, B.L., et al. Effect of fluoride treatment on the fracture rate in postmenopausal women with osteoporosis. *N Engl J Med* 1990;322:802-809.

13. Lee, L. Fluoride alert. *To Your Health* October 2004.

14. US Department of Agriculture. A*ir Pollutants Affecting the Performance of Domestic Animals. Agricultural Handbook No. 380.* Revised. 1972, p. 109.

15. Weinstein, L.H. Effects of Fluorides on Plants and Plant Communities: An Overview. In: Shupe JL, Peterson HB, Leone NC, (Eds). *Fluorides: Effects on Vegetation, Animals, and Humans.* Salt Lake City, Utah: Paragon Press, 1983, pp. 53-59.

16. Janet Raloff, The St. Regis Syndrome. *Science News* July 19, 1980, pp. 42-43.

17. Fagin, D. Second thoughts about fluoride. *Scientific American* January 2008.

18. Nelsons, D.G.A., et al. Crystallographic structure of enamel surfaces treated with topical fluoride agents: TEM and XRD considerations. *J Dent Res* 1984;63:6-12.

19. Jin, Y. and Yip, H. Supragingival calculus: formation and control. *Crit Rev Oral Biol Med* 2002;13:426-441.

第5章　沿用千年的油漱療法奇蹟

1. Amith, H.V., et al. Effect of oil pulling on plaque and gingivitis. *JOHCD* 2007;1:12-18.

2. Tritten, C.B. and Armitage, G.C. Comparison of a sonic and a manual toothbrush for efficacy in supragingival plaque removal and reduction of gingivitis. *J Clin Periodontol* 1996;23:641-648.

3. Asokan, S., et al. Effect of oil pulling on Streptococcus mutans count in plaque and saliva using Dentocult SM Strip mutans test: A randomized, controlled, triple-blind study. *J Indian Soc Pedod Prevent Dent* 2008;26:12-17.

4. Anand, T. D., et al. Effect of oil-pulling on dental caries causing bacteria. *African Journal of Microbiology Research* 2008;2:63-66.
5. Asokan, S., et al. Effect of oil pulling on *Streptococcus mutans* count in plaque and saliva using Dentocult SM Strip mutans test: A randomized, controlled, triple-blind study. *JISPPD* 2008;26:12-17.

第6章　油漱的基本步驟

1. Roberts, G.J., et al. Dental bacteraemia in children. *Pediatr Cardiol* 1997;18:24-27.
2. Slanetz, L.W. and Brown, E.A. Studies on the numbers of bacteria in the mouth and their reduction by the use of oral antiseptics. *J Dent Res* 1949;28:313-323.

第7章　普萊斯博士有關飲食與蛀牙的相關研究

1. Price, W.A., *Nutrition and Physical Degeneration, 8ᵗʰ edition*. La Mesa, CA:Price-Pottenger Nutrition Foundation, 2008.
2. Carroll, K.K. and Khor, H.T. Effects of level and type of dietary fat on incidence of mammary tumors induced in female Sprague-Dawley rats by 7,12-dimethylbenz()anthracene. *Lipids* 1971;6:415-420.
3. Reddy, B.S. and Maeura, Y. Tumor promotion by dietary fat in azoxymethane-induced colon carcinogenesis in female F344 rats: influence of amount and source of dietary fat. *J Natl Cancer Inst* 1984;72:745-750.
4. Cohen, L.A. and Thompson, D.O. The influence of dietary medium chain triglycerides on rat mammary tumor development. *Lipids* 1987;22:455-461.
5. Cohen, L.A., et al Influence of dietary medium-chain triglycerides on the development of N-Methylnitrosourea-induced rat mammary tumor. Can*cer Res* 1984;44:5023-5028.
6. Mascioli, E.A., et al. Medium chain triglycerides and structured lipids as unique nonglucose energy sources in hyperalimentation. *Lipids* 1987;22:421-423.
7. Fife, B. *Coconut Cures: Preventing and Treating Common Health Problems with Coconut*. Colorado Springs, CO: Piccadilly Books, Ltd., 2005.
8. Ershow, A.G., et al. Intake of tapwater and total water by pregnant and lactating women. *Am J Public Health* 1991;81:328-334.

9. Dauteman, K.W., et al. Plasma specific gravity for identifying hypovolaemia. *J Diarrhoeal Dis Res* 1995;13:33-38.

10. Fife, B. *Coconut Water for Health and Healing*. Piccadilly Books, Ltd., 2008.

11. Leggott, P.J., et al. The effect of controlled ascorbic acid depletion and supplementation on periodontal health. *Journal of Periodontology* 1986;57:480-485.

12. Abraham, G.E. and Grewal, H. Effect on the mineral density of calcaneous bone in postmenopausal women on hormonal therapy. *J Reprod Med* 1990;35:503-507.

13. Omura, Y. and Beckman, S.L. Role of mercury (Hg) in resistant infections and effective treatment of Chlamydia trachomatis and Herpes family viral infections (and potential treatment for cancer) by removing localized Hg deposits with Chinese parsley and delivering effective antibiotics using various drug uptake enhancement methods. *Acupunct Electrother Res* 1995;20:195-229.

14. Omura, Y., et al. Significant mercury deposits in internal organs following the removal of dental amalgam, & development of pre-cancer on the gingiva and the sides of the tongue and their represented organs as a result of inadvertent exposure to strong curing light (used to solidify synthetic dental filling material) & effective treatment: a clinical case report, along with organ representation areas for each tooth. *Acupunct Electrother Res* 1996;21:133-160.

15. Karunasagar, D. et al. Removal and preconcentration of inorganic and methyl mercury from aqueous media using a sorbent prepared from the plant Coriandrum sativum. *J Hazard Mater* 2005;118:133-139.

16. Vucenik, I., et al. Comparison of pure inositol hexaphosphate and high-bran diet in the prevention of DMBA-induced rat mammary carcinogenesis. *Nutrition and Cancer* 1997;28:7-13.

17. Ullah, A. and Shamsuddin, A.M. Dose-dependent inhibition of large intestinal cancer by inositol hexaphosphate in F344 rats. *Carcinogenesis* 1990;11:2219-2222.

18. Singh, R.P., et al. Inositol hexaphosphate inhibits growth, and induces G1 arrest and apoptotic death of prostate carcinoma DU145 cells: modulation of CDKI-CDK-cyclin and pRb-related protein-E2F complexes. *Carcinogenesis* 2003;24:555-563.

19. Grases, F., et al. A new procedure to evaluate the inhibitory capacity of calcium oxalate crystallization in whole urine. *International Urology & Nephrology* 1995;27:653-661.

20. Ohkawa, T., et al. Rice bran treatment for patients with hypercalciuric stones: experimental and clinical studies. *Journal of Urology* 1984;132:1140-1145.

21. http://www2.nidcr.nih.gov/sgr/sgrohweb/chap5.htm.

22. Guyton, A.C. *Textbook of Medical Physiology, 8th Ed.* Philadelphia, PA:W.B. Saunders Company, 1991.

23. Giunta, J.L. Dental erosion resulting from chewable vitamin C tablets. *Journal of the American Dental Association* 1983;107:253-256.

24. Rugg-Gunn, A.J., et al. The effect of different meal patterns upon plaque pH in human subjects. *British Dental Journal* 1975;139:351-356.

25. Effert, F.M. and Gurner, B.W. Reaction of human and early milk antibodies with oral streptococci. *Infect Immun* 1984;44:660-64.

26. McDougall W. Effect of milk on enamel demineralization and remineralization in vitro. *Caries Res* 1977;11:166-72.

27. Weber, C. Eliminate infection (abscess) in teeth with cashew nuts. *Medical Hypotheses* 2005;65:1200.

28. Shouji, N., et al. Anticaries effect of a component from shiitake (an edible mushroom). *Caries Res* 2000;34:94-98.

29. Hanioka, T., et al. Effect of topical application of coenzyme Q10 on adult periodontitis. *Mol Aspects Med* 1994;15 Suppl:S241-248.

國家圖書館出版品預行編目資料

史上最簡單的治療方法 油漱療法：能有效清除口腔病菌與致命毒素/布魯斯.菲佛(Bruce Fife)著；劉又菘譯-- 二版. -- 臺中市：晨星出版有限公司, 2023.01 面；　公分. -- (健康與飲食；69)

譯自：Oil pulling therapy : detoxifying and healing the body through oral cleansing

ISBN 978-986-177-890-7（平裝）

1.CST: 健康法

411.1　　　　　　　　　　　　　　　　　　　111022238

健康與飲食 69

史上最簡單的治療方法
油漱療法
能有效清除口腔病菌與致命毒素

作者	布魯斯‧菲佛（Bruce Fife）
編審	謝嚴谷
譯者	劉又菘
主編	莊雅琦
校對	張雅棋
行銷編輯	黃嘉儀
美術編排	林姿秀
封面設計	王大可

創辦人｜陳銘民
發行所｜晨星出版有限公司
　　　　407台中市西屯區工業30路1號1樓
　　　　TEL：04-23595820　FAX：04-23550581
　　　　E-mail：service-taipei@morningstar.com.tw
　　　　http://star.morningstar.com.tw
　　　　行政院新聞局局版台業字第2500號
法律顧問｜陳思成律師
初版｜西元2013年04月30日
修訂版｜西元2014年08月30日
二版｜西元2023年01月23日

讀者服務專線｜TEL：02-23672044／04-23595819#212
讀者傳真專線｜FAX：02-23635741／04-23595493
讀者專用信箱｜service@morningstar.com.tw
網路書店｜http://www.morningstar.com.tw
郵政劃撥｜15060393（知己圖書股份有限公司）

印刷｜上好印刷股份有限公司

定價 350 元
ISBN 978-626-320-365-5
OIL PULLING THERAPY: DETOXIFYING AND HEALING THE
BODY THROUGH ORAL CLEANSING by BRUCE FIFE
Çopyright:This edition arranged with Piccadilly Books, Ltd
through BIG APPLE AGENCY, INC., LABUAN, MALAYSIA.
Traditional Chinese edition copyright:
2023 MORNING STAR PUBLISHING INC.